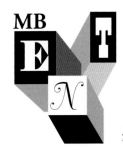

JN046500

編集企画にあたって……

　耳鳴と難聴は，耳鼻咽喉科医が取り扱う疾患の中でも特に罹患頻度の高い症候である．日本はすでに超高齢社会に入って15年が経過し65歳以上の人口は29%にまで増大しており，今後さらに75歳以上の後期高齢者の割合が急速に増大することへの対応が重大な社会的課題になっている．このような人口の高齢化に伴って耳鳴と難聴を訴える患者数が今後さらに増加していくことは必定である．しかしながら，耳鼻咽喉科医にとって耳鳴と難聴（特に感音難聴）は治療が困難，あるいは不可能とも捉えられてきた厄介な症候でもある．そうした難問に対してもこれまでに多くの研究成果が発表されてきた．それらを基に現在考え得る最良の治療方法を選択していくことが社会より求められており，そうした要請に応じて近年続けて様々な診療ガイドラインや診療の手引きが発表されてきている．

　今回はまず2019年に発表された耳鳴診療ガイドラインについて，「診断と評価法」，「治療法とその効果」の2項目に分けて説明していただいた．またTRT療法，補聴器を用いた耳鳴治療についてそれぞれの専門家に解説していただいた．そしてまだ報告は多くはないものの日常の臨床で精神疾患との鑑別に注意が必要な楽音性耳鳴についても解説していただいた．

　次に超高齢社会における難聴に関わる問題として最重要課題となっている難聴と認知症との関係について，最新の研究成果をまとめてもらった．次に治療効果の期待できる数少ない感音難聴の代表として突発性難聴に対する治療について，また近年革新的進歩がみられた外リンパ瘻の診断について，2018年に発表された急性感音難聴診療の手引きに基づいて解説していただいた．

　続いて，実地の臨床ではまだ直接の関わりは薄いかもしれないが，感音難聴の中で新しい疾患概念として注目されている「Hidden hearing loss」というトピックスを選択し専門的な解説をしていただいた．最後にこれまで治療が不可能とされてきた慢性の感音難聴に対しても有効な治療が近い将来に行えるようになるかもしれない，という展望についての最新の情報を紹介していただいた．

　それぞれの項目についてその領域での第一人者に執筆していただくことができ，耳鳴と難聴に関してエビデンスに基づいた診療を実施していくために極めて有益な特集になったのではないかと自負している．また感音難聴の治療という困難に対して多くの努力が継続されてきていること，そして新しい成果が次々と現れてきているということの一端を知っていただくことにより，今後の耳鳴と難聴の診療へ希望を持って取り組んでいただけることへとつながれば幸いである．

2021年3月

佐野　肇

KEY WORDS INDEX

和　文

あ行
iPS 細胞創薬　*63*
遺伝子治療　*63*
遺伝性難聴　*63*
エビデンス　*45*
音楽幻聴　*32*
音響療法　*11,17,32*

か行
外リンパ特異的蛋白　*51*
外リンパ瘻　*51*
カウンセリング　*17*
蝸牛シナプス障害　*56*
楽音性耳鳴　*32*
隠れ難聴　*56*
カテゴリー分類　*51*
感音難聴　*63*
急性感音難聴　*51*
教育的カウンセリング　*11*

さ行
再生医療　*63*
耳鳴　*25,45*
順応　*17*
人工内耳　*39*
診断　*56*
ステロイド　*45*

た行
脱髄　*56*
聴力予後　*45*
治療　*56*
突発性難聴　*45*

な行
内側側頭葉　*39*
難聴　*32*
認知機能低下　*39*
認知行動療法　*11*
認知症　*39*

は行
ピッチ・マッチ検査　*1*
病態生理　*56*
ファンクショナルゲイン　*25*
補聴器　*11,25,32,39*

ま・や・ら行
耳鳴り　*17*
耳鳴りの神経生理学的モデル　*17*
薬物療法　*11*
ラウドネス・バランス検査　*1*

欧　文

C
categorization　*51*
cochlear implant　*39*
cochlear synaptopathy　*56*
cochlin-tomoprotein　*51*
cognitive behavior therapy　*11*
cognitive decline　*39*
counseling　*17*
CTP　*51*

D・E
dementia　*39*
demyelination　*56*
diagnosis　*56*
educational counseling　*11*
evidence　*45*

F・G
functional gain　*25*
gene therapy　*63*
genetic hearing loss　*63*

H・I
habituation　*17*
HADS　*1*
hearing aid(s)　*11,25,32,39*
hearing loss　*32*
hearing prognosis　*45*

hidden hearing loss　*56*
Hospital Anxiety and Depression Scale　*1*
iPSC-based drug development　*63*

L・M・N
loudness-balance test　*1*
medial temporal lobe　*39*
musical hallucination　*32*
musical tinnitus　*32*
neurophysiological model of tinnitus　*17*

P・R
pathophysiology　*56*
perilymph specific protein　*51*
perilymphatic fistula　*51*
pharmacotherapy　*11*
pitch-match test　*1*
regenerative medicine　*63*

S
sensorineural hearing loss　*63*
sound therapy　*11,17,32*
steroid　*45*
sudden deafness　*45*
sudden-onset sensorineural hearing loss　*51*

T
THI　*1,25*
tinnitus　*17,25,45*
Tinnitus Handicap Inventory　*1,25*
Tinnitus Sample Case History Questionnaire　*1*
treatment　*56*
TSCHQ　*1*

V
VAS　*25*
Visual Analogue Scale　*25*

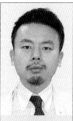

上野　真史
（うえの　まさふみ）

2013年　慶應義塾大学卒業
2015年　同大学耳鼻咽喉科学教室入局
　　　　済生会宇都宮病院耳鼻咽喉科
2017年　伊勢原協同病院耳鼻咽喉科
2018年　けいゆう病院耳鼻咽喉科
2020年　済生会宇都宮病院耳鼻咽喉科

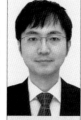

鈴木　淳
（すずき　じゅん）

2005年　東北大学卒業
2007年　同大学耳鼻咽喉・頭頸部外科入局
2014年　同大学大学院修了
2014～16年　米国ハーバード大学留学
2016年　東北公済病院耳鼻いんこう科
2017年　いわき市立総合磐城共立病院耳鼻咽喉科，科長
2018年　東北大学耳鼻咽喉・頭頸部外科，助教
2019年　同，院内講師

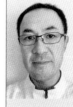

松田　太志
（まつだ　ふとし）

1993年　名古屋市立大学卒業
　　　　同大学耳鼻咽喉科教室入局
1994年　一宮市民病院耳鼻咽喉科
1999年　名古屋市立大学耳鼻咽喉科教室
2000年　春日井市民病院耳鼻咽喉科，医長
2005年　耳鼻咽喉科まつだクリニック，院長

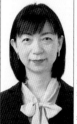

内田　育恵
（うちだ　やすえ）

1990年　大阪医科大学卒業
1998年　米国Oregon Health Sciences University留学
1999年　名古屋大学耳鼻咽喉科，助手
2001年　国立療養所中部病院・長寿医療研究センター耳鼻咽喉科
2010年　国立長寿医療研究センター，医長
2011年　愛知医科大学耳鼻咽喉科，講師／国立長寿医療研究センター，客員研究員
2019年　愛知医科大学耳鼻咽喉科，准教授

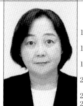

高橋　真理子
（たかはし　まりこ）

1992年　東邦大学卒業
　　　　豊橋市民病院研修医
1993年　名古屋市立大学耳鼻咽喉科入局
1994年　江南厚生病院耳鼻咽喉科
2000年　名古屋市立大学耳鼻咽喉科，助教
2018年　同，講師
2019年　愛知学院大学歯学部，准教授
　　　　名古屋市立大学医学部，非常勤講師

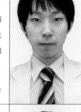

御子柴　卓弥
（みこしば　たくや）

2011年　筑波大学卒業
　　　　同大学附属病院初期臨床研修医
2013年　水戸協同病院総合診療科
2014年　慶應義塾大学医学部耳鼻咽喉科学教室入局
2015年　さいたま市立病院耳鼻咽喉科
2017年　済生会宇都宮病院耳鼻咽喉科
2018年　那須赤十字病院耳鼻咽喉科
2019年　慶應義塾大学医学部耳鼻咽喉科学教室，助教

佐々木　亮
（ささき　あきら）

1998年　弘前大学卒業
2002年　同大学大学院修了
2015年　同大学大学院医学研究科，准教授

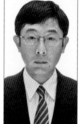

寺西　正明
（てらにし　まさあき）

1992年　名古屋大学卒業
　　　　西尾市民病院勤務（研修医から1994年より耳鼻科常勤）
1993年　名古屋大学耳鼻咽喉科入局
1997年　同大学大学院入学（耳鼻咽喉科）
2000年　同大学大学院修了
2001年　同大学耳鼻咽喉科，助手
2001～02年　ドイツ，ケルン大学耳鼻咽喉科客員研究員
2002年　名古屋大学医学部附属病院耳鼻咽喉科，助手
2003年　市立半田病院耳鼻咽喉科，統括部長
2004年　名古屋大学医学部附属病院耳鼻咽喉科，助手
2007年　同大学大学院医学系研究科耳鼻咽喉科，講師
2016年　同，准教授

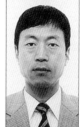

和田　哲郎
（わだ　てつろう）

1988年　筑波大学卒業
　　　　同大学附属病院耳鼻咽喉科
1994年　同大学医学研究科研究生
1996年　同大学臨床医学系講師（耳鼻咽喉科）
2003年　同，助教授
2004年　同大学大学院人間総合科学研究科，准教授

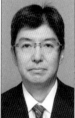

佐野　肇
（さの　はじめ）

1986年　山梨医科大学卒業
　　　　北里大学耳鼻咽喉科入局
1994年　同，専任講師
1999～2000年　米国コロンビア大学留学
2006年　北里大学医学部耳鼻咽喉科，助教授
2007年　同，准教授
2014年　北里大学医療衛生学部言語聴覚療法学専攻，教授

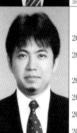

藤岡　正人
（ふじおか　まさと）

2002年　慶應義塾大学卒業
　　　　同大学耳鼻咽喉科入局
2006年　同大学大学院修了
　　　　米国ハーバード大学，MEEI/EPL
2009年　慶應義塾大学医学部耳鼻咽喉科，助教
2011年　（財）神奈川警友会けいゆう病院耳鼻咽喉科
2014年　慶應義塾大学医学部耳鼻咽喉科，助教
2016年　同，専任講師

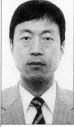

CONTENTS 耳鳴・難聴への効果的アプローチ

耳鳴診療ガイドライン―診断と評価法― ………………………………… 和田　哲郎　**1**

重度の耳鳴は QOL を著しく低下させる苦痛度の極めて高い症状である．「耳鳴診療ガイドライン 2019 年版」が発刊され，それに従い，特に診断と評価法に焦点を当て，解説する．

耳鳴診療ガイドライン―治療法とその効果― ………………………… 高橋真理子　**11**

ガイドラインで推奨されている治療は「教育的カウンセリング」「認知行動療法」「難聴がある耳鳴に補聴器」であるが，効果的な治療アプローチを行うためには患者の状態を評価して治療選択を行うことである．

TRT 療法を中心とした耳鳴りへのアプローチ ………………………… 松田　太志　**17**

耳鳴りの神経生理学的モデルで耳鳴りの増悪するシステムをよく理解し，耳鳴りに不安を持って受診する患者の不安や疑問を十分に解決することが耳鳴治療には重要であると考える．

補聴器を用いた耳鳴治療 …………………………………………………… 上野　真史ほか　**25**

慢性耳鳴患者に対する補聴器を用いた音響療法の適応・実際とその治療効果について，代表的な症例の提示を含めて解説する．

楽音性耳鳴（音楽幻聴症） ………………………………………………… 御子柴卓弥ほか　**32**

楽音性耳鳴とは，音楽幻聴のうち精神疾患を伴わないものを指す．楽音性耳鳴に対し，耳鳴の詳細な説明と補聴器による音響療法を行うことで症状を改善できる可能性がある．

編集企画／佐野　肇
北里大学教授

Monthly Book ENTONI　No. 258/2021. 5　目次

編集主幹／小林俊光　曾根三千彦

難聴へのアプローチと認知症 ………………………………………………内田　育恵　**39**

難聴が認知症のリスクとなるメカニズムの最新知見を紹介し，難聴へのアプローチである補聴器や人工内耳の，認知機能への効果を検討した種々の研究結果を概説した．

突発性難聴治療のエビデンス―急性感音難聴診療の手引きより― …………寺西　正明ほか　**45**

突発性難聴の特効的治療法は確立していない．一般的にステロイド全身投与を行うことが多いが，近年，サルベージ治療として，鼓室内ステロイド治療を行うことが増えてきた．

外リンパ瘻の新しい診断法 ……………………………………………………佐々木　亮　**51**

2016年改訂の外リンパ瘻診断基準では外リンパ特異的蛋白，cochlin-tomoprotein（CTP）の検出が追加となった．

Hidden hearing loss とは？ …………………………………………………鈴木　淳　**56**

新しい疾患概念である「hidden hearing loss」について，動物実験から明らかになった病態生理・診断法・治療法について概説する．

感音難聴治療の近未来 …………………………………………………………藤岡　正人ほか　**63**

感音難聴に対しても遺伝子治療やiPS細胞創薬，再生医療など原因に応じた種々の新規治療法の出現が間近であり，遺伝学的検査を含め，感音難聴の丁寧な鑑別が要求される．

Key Words Index ……………………………………前付 2
Writers File ……………………………………………前付 3
FAX 専用注文書 ……………………………………71
FAX 住所変更届け …………………………………72
バックナンバー在庫一覧 …………………………73
Monthly Book ENTONI 次号予告 ………………74

【ENTONI® （エントーニ）】
ENTONIとは「ENT」（英語のear, nose and throat：耳鼻咽喉科）にイタリア語の接尾辞 ONE の複数形を表す ONI をつけ，耳鼻咽喉科領域を専門とする人々を示す造語．

好評

Kampo Medicine
経方理論への第一歩

漢方医学の診断に必要な知識や，診察法について詳しく解説した実践書！
基本となる 20 処方の基礎・臨床研究や COVID-19 のコラムなどをコンパクトにまとめています！

小川 恵子
金沢大学附属病院
漢方医学科 臨床教授

2020 年 7 月発行
A5 判　208 頁
定価 3,300 円（本体 3,000 円＋税）

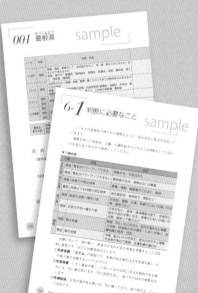

Kampo Medicine
経方理論への第一歩

◉ 小川 恵子
金沢大学附属病院 漢方医学科 臨床教授

経方理論を漢方医学の理解と実践に生かせる
待望書！
基本となる 20 処方の「基本コンセプト」
「臨床のエビデンス」「各社エキス剤の構成生薬」
をコンパクトに掲載！

全日本病院出版会

0. はじめに　*1.* 望　診
2. 聞　診　*3.* 問　診
4. 切　診　*5.* 生　薬
6. 判断する：実際に処方してみよう
7. 漢方薬の副作用
8. 感染症の漢方治療
　　　―初期のかぜを中心に―

Colum 短脈と胆気不足について
Colum 『傷寒論』が書かれた時代の感染症
Colum COVID-19
Colum スペイン風邪

巻末　基本の20処方

001 葛根湯
007 八味丸（八味丸料・八味地黄丸）
014 半夏瀉心湯
017 五苓散（五苓散料）
019 小青竜湯
020 防已黄耆湯
023 当帰芍薬散（当帰芍薬散料）
024 加味逍遙散
025 桂枝茯苓丸（桂枝茯苓丸料）
027 麻黄湯
028 越婢加朮湯
030 真武湯
032 人参湯・理中丸
041 補中益気湯
043 六君子湯
048 十全大補湯
061 桃核承気湯
083 抑肝散加陳皮半夏
100 大建中湯
108 人参養栄湯

目次の詳細はここから
ご確認いただけます！

 全日本病院出版会　〒113-0033 東京都文京区本郷 3-16-4　Tel:03-5689-5989
www.zenniti.com　Fax:03-5689-8030

MB ENT, 258：1-9, 2021

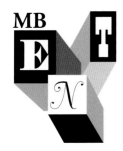

◆特集・耳鳴・難聴への効果的アプローチ

耳鳴診療ガイドライン
―診断と評価法―

和田哲郎*

Abstract 耳鳴は，明らかな体外音源がないにもかかわらず感じる異常な音感覚と定義される．耳鳴の有病率は人口の 15～20%，臨床的に問題となる耳鳴患者は人口の 2～3%にのぼるとされる．重度の耳鳴は不安・うつ・不眠などの精神障害を伴いやすく，QOL を著しく低下させる．苦痛度の極めて高い症状であり，耳鼻咽喉科医の果たすべき役割は大きい．

一方，他覚的・客観的な所見の乏しい疾患であり，本人の訴えが中心となる．とらえどころがないと感じ苦手意識を持つ耳鼻咽喉科医もいるかもしれない．耳鳴診療も他の診療同様に，エビデンスに基づき適切かつ効果的に行われることが求められる．

この度，日本聴覚医学会から「耳鳴診療ガイドライン 2019 年版」が発刊され，診療の現場での活用が期待されている．本稿ではガイドラインの前半部分である診断と評価法に焦点を当て，解説する．

Key words ピッチ・マッチ検査(pitch-match test)，ラウドネス・バランス検査(loudness-balance test)，THI(Tinnitus Handicap Inventory)，TSCHQ(Tinnitus Sample Case History Questionnaire)，HADS(Hospital Anxiety and Depression Scale)

はじめに

耳鳴は，明らかな体外音源がないにもかかわらず感じる異常な音感覚と定義される．耳鳴の有病率は人口の 15～20%，臨床的に問題となる耳鳴患者は人口の 2～3%にのぼるとされる[1]．65 歳以上の高齢者では 30%以上が耳鳴で苦痛を感じているともいわれており，今後さらなる高齢社会が予測される中で，耳鳴診療は耳鼻咽喉科臨床の中でも重要な課題の 1 つと位置付けられる．

これまで，本人の訴えは周囲からなかなか理解されず，生命予後にはかかわらないだろうと軽視される向きもないとはいえなかった．しかしながら，本人にとって苦痛は極めて強く，著しい生活の質の低下が生じる．小川による 2013 年の日本耳鼻咽喉科学会総会宿題報告では，「聴覚異常感の病態とその中枢性制御」[2]として，耳鳴を含む聴覚

異常感が初めて体系的にまとめられた．端的な例として，聴覚異常感によって自殺や殺人といった深刻な事態に至った症例が紹介され，多くの耳鼻咽喉科医がこの問題への対応の切迫性を再認識するに至った．単に聴覚に関連した苦痛にとどまらず，重度の耳鳴は不安・うつ・不眠などの精神障害を伴いやすく，高齢者の認知機能に影響することも指摘されており，適切かつ効果的にアプローチすることは極めて重要である．

近年，米国，ドイツ，デンマーク，オランダ，スウェーデンから耳鳴診療ガイドラインが発表されていたが，医療システムや診療スタイルの異なる日本において，外国のガイドラインをそのまま適応するのは難しいというのが実情であった．そのような背景の下，2019 年に「耳鳴診療ガイドライン 2019 年版」が日本聴覚医学会から発刊され，耳鳴診療にかかわる医師および医療関係者，そし

---

* Wada Tetsuro, 〒 305-8575 茨城県つくば市天王台 1-1-1　筑波大学医学医療系耳鼻咽喉科，准教授

表 1. 耳鳴の原因疾患

感音難聴
突発性難聴
音響外傷
急性低音障害型感音難聴
メニエール病
頭部外傷
薬剤性難聴
心因性難聴
ムンプスろう
蝸牛神経炎
Hunt 症候群
その他　原因不明内耳性難聴
伝音難聴
耳硬化症
急性中耳炎
慢性中耳炎
中耳奇形
耳手術例
混合性難聴
内耳性難聴＋滲出性中耳炎
無難聴性耳鳴

（立木　孝：耳鳴の診断. 神崎　仁（編）, CLIENT 21 No. 6 聴覚：296-301, 2000／文献 1, p. 37 より引用）

て耳鳴に悩む多くの患者の福音となると期待されている.

　本稿では, 耳鳴の診断, 評価法, 随伴症状および QOL への影響について, ガイドラインに従って解説する.

耳鳴の診断

　耳鳴の原因疾患は表 1 に示す通り, 感音難聴がもっとも多い. 特に, 音響外傷, 突発性難聴, 薬剤性難聴, 耳硬化症, メニエール病などで耳鳴を合併しやすいといわれている. 勿論, 無難聴性耳鳴も存在するが, まず何らかの耳疾患がないか, 診察を進めていくこととなる.

　耳鳴の診療では, ① 病歴聴取・質問票などを用いて耳鳴の重症度を評価する. ② 視診・聴診を含む身体診察で局所の所見をとる. ③ 聴覚を評価する各種検査を行う. まず, これら 3 つが求められる.

1-a. 耳鳴の病歴聴取

　詳細な問診, 病歴聴取は特に重要である. 体系化された質問票として日本語版 TSCHQ[3]（表 2）がある. 診療時間の効率化が図れるとともに, 治療

効果を比較する際などでは情報の欠落を防ぎ患者背景を医療者間で正確に共有する必要があるため, この質問票の活用が推奨される.

　TSCHQ の有用性は検証されているが, これだけで十分ということではない. 日常臨床では症例に応じてさらに詳しく聞きたいことも少なからずあると思われる. たとえば, 騒音曝露歴やストレプトマイシン治療歴などは問診で問いかけなければ自発的には話してくれない. 耳鳴の睡眠への影響や, 耳鳴発症の前から睡眠障害がなかったかなども重要な情報である. ガイドラインでは表 3 の項目などについても詳細な問診を行うことを推奨している.

　急性と慢性では鑑別する耳疾患が異なってくる. 特に, 発症時期が明確な症例では, その時期のエピソードが原因や誘因の特定に有用である. 耳鳴の性状や部位は原因疾患の特定に大変役立つ（図 1）. 特に, 拍動性耳鳴で部位が特定できるような症例では, 動静脈瘻など画像診断で原因を特定できる可能性が高まる. 原因は本人が敢えて言わないことも, 気付いていないこともあり, 問診で引き出す必要がある. 悪化要因, 騒音曝露, 家族歴などを聞くことも原因の解明につながる可能性がある.

　また, 進行性, 煩わしさの程度, 睡眠への影響, 社会的／就労上の影響を聞くことで, 本人が感じている苦痛と困難を理解する助けになる. 病歴聴取をする中で, 患者自身が困っていることを言語化し, 問題点に気付くことも起こり得る.

1-b. 耳鳴の重症度を評価

　多くの耳鳴は自覚的症状であり, その重症度を測るために, 多くの質問票や評価尺度が存在する. 質問票については, ① 妥当性（validity）と信頼性（reliability）が検証されていること, ② 国際的に認められ多くの論文や診療ガイドラインで使用されているもの, ③ 日本語版があり, その妥当性が検証され利用できるものを使用することが推奨される. これら条件を満たすものとして, THI（Tinnitus Handicap Inventory）, その短縮版の

表 2. 日本語版 TSCHQ

1. 年齢
2. 性別：男性　女性
3. 利き手：右利き　左利き　両利き
4. 耳鳴の家族歴：ある　（ある場合：両親　兄弟姉妹　子ども）　ない
5. 最初の発症：耳鳴を最初に感じたのはいつですか？：_____
6. どのように始まりましたか？：徐々に　突然
7. 最初に感じた耳鳴に関係していたものはありますか？：
　爆発するような大きな音　むち打ち症　聴力の悪化　ストレス　頭の怪我　その他
8. 耳鳴は脈打つように感じられますか？：
　はい, 鼓動と同じリズム　はい, 鼓動とは異なるリズム　いいえ
9. 耳鳴はどこで感じますか？：右耳　左耳　両耳だが左のほうがひどい　両耳だが右のほうがひどい
　両耳で等しく　頭の中　その他_____
10. 耳鳴は時間的な現れ方はどのようですか？：間をおいて　持続的に
11. 耳鳴の大きさは日によって変わりますか？：はい　いいえ
12. 耳鳴の大きさを 1～100 の段階で表してください(1＝非常にかすかに聞こえる．100＝非常に大きく聞こえる)：
　_____(1～100 のいずれか)
13. 耳鳴は通常どのように聞こえるか, ご自分の言葉で説明してください：_____
　以下に, 聞こえる可能性のある音の例を挙げますが, 他の表現も自由にお使いください：
　シューシュー(風を切る音)，ベルの鳴るような音，ドクドク(脈打つ音)，ブーン，カチッ，メリッ，ピポパ(ダイヤル音などの
　プッシュ信号)，ブンブン(羽音など)，ポン(はじける音)，ゴーゴー(轟音)，ザーザー(勢いよく流れる音)，タイプライター音
　(カクカタ)，ヒューヒュー，シュー
14. 耳鳴の音色は澄んだ音でしたか, それともどちらかと言うと雑音のような音でしたか？：
　澄んだ音(ピーなど)　雑音(ザーなど)　虫の鳴き声(ジーなど)　その他_____
15. 耳鳴の音の高さはどうですか？：
　非常に高い音(高い周波数)　高い音　中くらい　低い音(低い周波数)
16. 最近 1 ヶ月間で, 起きている時間のうち, どのくらいの割合で耳鳴がしていましたか？(例えば起きていた時間いつも気になって
いた場合は 100%, 起きていた時間の 1/4 程度の時間であれば 25%としてください.)：_____%(1～100 のいずれか)
17. 最近 1 ヶ月間で, 起きている時間のうち, どのくらいの割合で耳鳴に悩まされたり, 苦痛を感じたり, イライラしたりしました
か？　上記の設問と同様に 1～100%でお答えください.　_____%(1～100%のいずれか)
18. 今までに耳鳴に対して何種類の治療を受けられましたか？：なし　1 種類　2～5 種類　たくさん
19. 音楽や滝の音のような環境音, シャワーを浴びる時の水の音などで耳鳴は軽減されますか？：はい　いいえ　わからない
20. 大きな音を聞いていると耳鳴は悪化しますか？：はい　いいえ　わからない
21. 頭や首を動かす(下顎を前に突き出す, 歯を食いしばる), 腕／手または頭に触れられるなどで耳鳴は変化しますか？：
　はい　いいえ
22. 昼寝をすると耳鳴は変化しますか？：耳鳴が悪化する　耳鳴が軽減する　影響なし
23. 夜間の睡眠と昼間の耳鳴には関係がありますか？：はい　いいえ　わからない
24. ストレスは耳鳴に影響しますか？：耳鳴が悪化　耳鳴が軽減　影響なし
25. 耳鳴に影響するような薬はありますか？：薬剤名　影響とその具体的な内容
26. 聞こえ方について支障を感じますか？：はい　いいえ
27. 補聴器を使用していますか？：右耳　左耳　両耳　使用していない
28. 周囲の人にとっては快適と思われる音が, あなたにとっては音が大きすぎて耐えられないものに感じることがありますか？：
　ない　まれにある　時々ある　よくある　いつも
29. 音を聞くことで痛みを感じたり, 身体的な不快感を感じることがありますか？：はい　いいえ　わからない
30. 頭痛はありますか？：はい　いいえ
31. めまいやふらつき感はありますか？：はい　いいえ
32. 顎関節症などかみ合わせに問題はありますか？：はい　いいえ
33. 首の痛みはありますか？：はい　いいえ
34. 他に痛みを伴う病気がありますか？：はい　いいえ
35. 現在, 精神疾患治療を受けられたことはありますか？：はい　いいえ

(文献 3／文献 1, p. 14-15 より引用)

THI-12, TFI(Tinnitus Functional Index)が掲載
されている. 中でも広く用いられている THI につ
いては後述する.
　評価尺度については, VAS(Visual Analog Scale), NRS(Numeric Rating Scale), VRS(Verbal Rating Scale), TRS(Tinnitus Rating Scale), TSS(Tinnitus Severity Scale)などがあり, いずれを使用しても差し支えない. ただし, これら尺

表 3. 耳鳴の病歴聴取項目（具体例）

- 発症時期（急性か慢性か，発症時期を特定できるか）
- 進行性の有無（大きさ，苦痛の度合い，会話の聞きにくさ）
- 性状（拍動性か持続性か，低音か高音か）
- 部位（左右がはっきり特定できるか，頭鳴か）
- 原因（難聴の有無，耳疾患の既往，事故やストレスの有無）
- 煩わしさの程度（主観的なつらさを言葉で表現してもらう）
- 悪化要因（静寂環境，日内変動，特定の姿勢や作業，ストレスなど）
- 騒音曝露の有無（職業性，携帯音楽端末使用，コンサートなど）
- 家族歴（耳鳴および難聴の家族歴，ストマイ難聴を含む）
- 睡眠への影響（入眠障害，中途覚醒，眠剤の種類と使用状況）
- 社会的／就労上の影響（会話が困難，就労が困難，QOL の障害）

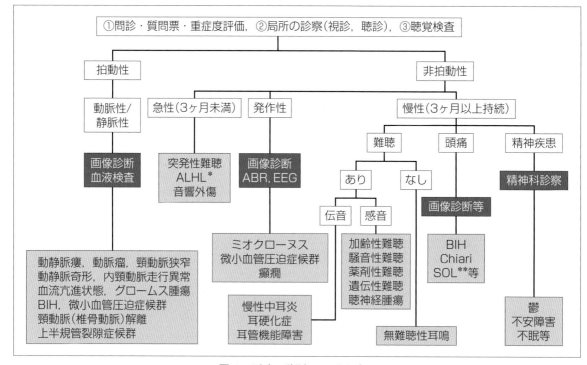

図 1. 耳鳴の診断アルゴリズム

* 急性低音障害型感音難聴（acute low-tone sensorineural hearing loss：ALHL）

**特発性頭蓋内圧亢進症（benign intracranial hypertension：BIH）

　占拠性病変（space occupying lesion：SOL）

（TRI Foundation を改変．文献 1，p. 38 より引用）

度の値は連続変数となるがスケールアウトがあるためパラメトリック検定にはなじまない点に注意する．あまりに苦痛が強い時には患者によっては10（最大値）では表現できないという訴えが生じるためである．

2．身体診察

通常の，外耳・中耳の局所所見を確認することは耳鳴診療において必須である．耳垢があれば適宜除去し，伝音難聴や混合性難聴の原因となる病変の有無を確認する．内頸動脈走行異常，グロームス腫瘍，ミオクローヌス，耳管機能障害などは局所診察で所見が認められる可能性があり，必要に応じて適宜精査を進める．

他覚的耳鳴の可能性もあり，聴診器などを用いて積極的に聴診をすることも推奨される．拍動性耳鳴やクリック音を訴える症例では，その音を他覚的に確認できることも少なくなく，原因診断のために重要な所見となる．

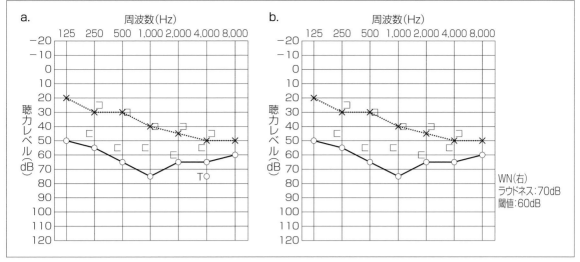

図 2. 耳鳴のピッチ・マッチ検査，ラウドネス・バランス検査の表記例
代表的な表記例として，耳鳴音が純音の場合(a)とホワイトノイズの場合(b)を例示する
（文献 5，p. 248-251／文献 1，p. 34-35 より抜粋，引用）

3．聴覚検査

純音聴力検査が基本となる．難聴の自覚がない場合でも，低音域や高音域に聴力低下を認めることは稀ではない．通常，オクターブオージオメトリ(0.125，0.25，0.5，1，2，4，8 kHz)が施行されていると思われるが，そこで所見が得られない場合（無難聴性耳鳴）でも dip 型の難聴の存在は否定できず，3 kHz や 6 kHz の中間周波数測定追加，あるいは連続周波数自記オージオメトリを行うと所見が認められることがある．

耳鳴に加えて聴覚過敏も疑われる症例は少なくなく，内耳性難聴が疑われるときには補充現象検査[4]としてバランステスト(alternate binaural loudness balance test；ABLB test)や SISI 検査(short increment sensitivity index test)を追加することも病態把握に役立つ可能性がある．

4．画像検査

拍動性耳鳴，聴力の左右差などで聴神経腫瘍を疑う例，頭痛を含めた神経学的所見を認める例などでは画像検査が有用である．ただし，耳鳴症例への一律の画像検査実施は推奨されていない．

耳鳴の評価法

1．ピッチ・マッチ検査(pitch-match test)，ラウドネス・バランス検査(loudness-balance test)，遮蔽検査

純音聴力検査に引き続き，耳鳴検査を行う．すでに問診あるいは質問票でどのような性状の音かを表現してもらっているが，やはり自覚的な音色・大きさを聴力図上に表すことの意味は大きい．難聴との関連が把握しやすく，本人にしか感じられなかった症状を明視化でき，患者と医療者が共有し，患者は自分の症状が理解してもらえたと信頼感の醸成にもつながる．検査結果の記載は日本聴覚医学会難聴対策委員会の表記法[5]に従う（図2）．

2．THI（表4）

耳鳴苦痛度の質問票でもっとも汎用されている．原版は英語であり国際的に使用されてきた[6]．2002 年から邦訳版[7]が用いられていたが，2019 年に翻訳・逆翻訳の作業を行い改めて信頼性と妥当性の検討が行われた新版[8]がガイドラインに掲載されている．各 4 点，25 の質問から成り，本人の耳鳴が引き起こしている障害を 100 点満点で評価する．重症度分類は，handicap なし：0〜16 点，軽度：18〜36 点，中等度：38〜56 点，重度：58〜

表 4. 日本語版 Tinnitus Handicap Inventory（THI）新版

耳鳴患者さんへのアンケート　記入日　　　年　　月　　日
ご氏名　　　　　　　　　歳
この検査は耳鳴りが，あなたにどのような障害を引き起こしているのか調べるためのものです.

		よくある	たまにある	ない
1	耳鳴のせいで集中するのが難しい.	4	2	0
2	耳鳴のせいで人の話が聞き取りにくい.	4	2	0
3	耳鳴のせいで怒りを感じる.	4	2	0
4	耳鳴のために混乱してしまう.	4	2	0
5	耳鳴のために絶望的な気持ちになる.	4	2	0
6	耳鳴について多くの不満を訴えてしまう.	4	2	0
7	耳鳴が夜間の入眠の妨げになる.	4	2	0
8	耳鳴から逃げられないかのように感じる.	4	2	0
9	耳鳴のせいで社会的活動(例えば，外食をする，映画を観るなど)を楽しめない.	4	2	0
10	耳鳴のせいで不満を感じる.	4	2	0
11	耳鳴で自分がひどい病気であるように感じる.	4	2	0
12	耳鳴のせいで人生を楽しむことができない.	4	2	0
13	耳鳴が仕事や家事の妨げになる.	4	2	0
14	耳鳴のせいで怒りっぽくなることが多い.	4	2	0
15	耳鳴が読書の妨げになる.	4	2	0
16	耳鳴のために気が動転する.	4	2	0
17	耳鳴の問題が家族や友人との関係にストレスを及ぼしていると感じる.	4	2	0
18	耳鳴から意識をそらして，耳鳴以外のことに意識を向けることは難しい.	4	2	0
19	耳鳴はどうすることもできないと感じる.	4	2	0
20	耳鳴のせいで疲労を感じることが多い.	4	2	0
21	耳鳴のせいで落ち込む.	4	2	0
22	耳鳴のせいで不安になる.	4	2	0
23	もうこれ以上耳鳴に対処できないと感じる.	4	2	0
24	ストレスがあると耳鳴もひどくなる.	4	2	0
25	耳鳴のせいで自信が持てない.	4	2	0
		計	点	

注意　質問 13 と質問 16 については点数の再現性が不安定なことがある.

（文献 8 より引用）

100 点とし，初診時の重症度評価ならびに治療効果の判定にも用いることができる. 再現性は高く，治療前後で効果判定にも用いることができる. 20 点以上の改善がみられた場合，あるいは 16 点以下（handicap なし）になった場合，有意な改善と判断される[9].

3．HADS（表 5）

耳鳴と不安，うつ症状が深く関連していることはよく知られている. 相互の関連による悪循環を断ち切らなければ耳鳴改善のきっかけがつかめないことは稀ではない. 耳鼻咽喉科診療の中で正確に不安障害あるいは抑うつを診断するのはやや

表 5. 一般外来患者用不安抑うつテスト

気分の変化は病気に重要な影響を与えることもあり，これを知ることが治療に役立つことがあります．以下の質問にあまり考え込まずにお答えください．長い時間考え込むと不正確になることがあります．各項目一つだけお答えください．

☆ HAD 尺度　最近の気持ちについて，あてはまる数字に○をつけて下さい．

1. 緊張したり気持ちが張りつめたりすることが；
   1　しょっちゅうあった
   2　たびたびあった
   3　ときどきあった
   4　まったくなかった
2. むかし楽しんだことを今でも楽しいと思うことが；
   1　まったく同じだけあった
   2　かなりあった
   3　少しだけあった
   4　めったになかった
3. なにか恐ろしいことが起ころうとしているという恐怖感を持つことが；
   1　しょっちゅうあって，非常に気になった
   2　たびたびあるが，あまり気にならなかった
   3　少しあるが気にならなかった
   4　まったくなかった
4. 物事の面白い面を笑ったり，理解したりすることが；
   1　いつもと同じだけできた
   2　かなりできた
   3　少しだけできた
   4　まったくできなかった
5. 心配事が心に浮かぶことが；
   1　しょっちゅうあった
   2　たびたびあった
   3　それほど多くはないが，ときどきあった
   4　ごくたまにあった
6. きげんの良いことが；
   1　まったくなかった
   2　たまにあった
   3　ときどきあった
   4　しょっちゅうあった
7. 楽に座って，くつろぐことが；
   1　かならずできた
   2　たいていできた
   3　たまにできた
   4　まったくできなかった

8. 仕事を怠けているように感じることが；
   1　ほとんどいつもあった
   2　たびたびあった
   3　ときどきあった
   4　まったくなかった
9. 不安で落ちつかないような恐怖感を持つことが；
   1　まったくなかった
   2　ときどきあった
   3　たびたびあった
   4　しょっちゅうあった
10. 自分の顔，髪型，服装に関して；
   1　関心がなくなった
   2　以前よりも気を配っていなかった
   3　以前ほどは気を配っていなかったかもしれない
   4　いつもと同じように気を配っていた
11. じっとしていられないほど落ち着かないことが；
   1　しょっちゅうあった
   2　たびたびあった
   3　少しだけあった
   4　まったくなかった
12. 物事を楽しみにして待つことが；
   1　いつもと同じだけあった
   2　以前ほどはなかった
   3　以前よりも明らかに少なかった
   4　めったになかった
13. 突然，理由のない恐怖感（パニック）におそわれることが；
   1　しょっちゅうあった
   2　たびたびあった
   3　少しだけあった
   4　まったくなかった
14. 面白い本や，ラジオまたはテレビ番組を楽しむことが；
   1　たびたびできた
   2　ときどきできた
   3　たまにできた
   4　ほとんどめったにできなかった

HAD Scale 配点表

	A		D	
1	3	8	3	
	2		2	
	1		1	
	0		0	

	D		A	
2	0	9	0	
	1		1	
	2		2	
	3		3	

	A		D	
3	3	10	3	
	2		2	
	1		1	
	0		0	

	D		A	
4	0	11	3	
	1		2	
	2		1	
	3		0	

	A		D	
5	3	12	0	
	2		1	
	1		2	
	0		3	

	D		A	
6	3	13	3	
	2		2	
	1		1	
	0		0	

	A		D	
7	0	14	0	
	1		1	
	2		2	
	3		3	

A : Anxiety
D : Depression scores
0–7 : non
8–10 : doubtful
11–21 : definitex

（文献 10 より引用）

ハードルが高いが，簡便な質問票を用いてスクリーニングを行い，その結果を参考に診療を行うことは難しいことではない．

HADS は 1983 年に Zigmond により作成された，不安と抑うつの両者を一度に評価することのできる質問票である．不安 7 項目，抑うつ 7 項目の合計 14 項目について，それぞれ 0〜3 点で回答し，それぞれ，「0〜7 点：不安・抑うつなし」「8〜10 点：疑診」「11〜21 点：確診」と設定され簡便かつ明確に判断できる[10]．回答に要する時間は約 5 分間[11]と短く，一般臨床の場でのスクリーニング検査に適する．

随伴症状および QOL への影響

ガイドラインのクリニカルクエスチョンにも述べられているように，耳鳴自体は比較的有症率の高い症状で，必ずしも QOL の低下につながる随伴症状を併発し，難治化，重症化をきたすわけではない．難治化，重症化に至るメカニズムは未だ明らかになっていないが，精神的要因の関与が示唆されている．

随伴症状で特に重要なものは，不安，うつ，不眠である．それぞれが耳鳴をきっかけに生じることがあり，また逆に耳鳴の増悪因子になることがある．不安，うつ，不眠が合併した耳鳴は一般に難治性であり，悪循環によってますます苦痛の重症度が高まり，最終的に QOL が低下する．重症あるいは難治性と感じる耳鳴症例では，不安，うつ，不眠の評価が欠かせない．前述のように，問診や HADS などの質問票を用いて積極的に聴き取り，必要に応じて精神神経科など専門の診療科との連携も推奨される．

不安，うつ，不眠の改善なしに耳鳴の改善は期待しがたい．しかし同時に，患者が苦痛に感じているのは耳鳴という症状であり，不安，うつ，不眠の治療だけでは納得は得られない．適切な連携の下，耳鼻咽喉科として耳鳴を中心とする聴覚異常感に真摯に向き合い，適切な診断で患者の安心と理解を促し，治療に繋げていく姿勢が求められる．

まとめ

耳鳴診療ガイドライン 2019 年版に沿って，耳鳴の診断，評価法，随伴症状および QOL への影響について解説した．ガイドラインには，現在までに集積されたエビデンスがまとめられ，日常診療で遭遇するクリニカルクエスチョンに対する回答も掲載されている．ガイドラインならびに本稿を参考に，日本国内の耳鳴診療がより適切，効果的に行われることが望まれる．

参考文献

1) 一般社団法人日本聴覚医学会（編）：耳鳴診療ガイドライン 2019 年版．金原出版，2019.
　Summary　日本で初めて発刊された耳鳴診療全般に関するガイドライン．序論，総論，耳鳴の診断，耳鳴の治療，クリニカルクエスチョンの 5 章，およびその他として教育的カウンセリングの実際などから構成される．

2) 小川　郁：聴覚異常感の病態とその中枢性制御．SPIO 出版，2013.
　Summary　2013 年の第 114 回日本耳鼻咽喉科学会総会宿題報告としてまとめられたもので，耳鳴ならびに聴覚過敏を体系的に取り上げた初めての報告である．多くの知見がその後の耳鳴診療ガイドラインの発刊に繋がった．

3) Kojima T, Kanzaki S, Oishi N, et al：Clinical characteristics of patients with tinnitus evaluated with the tinnitus sample case history questionnaire in Japan：A case series. PLoS One, **12**：e0180609, 2017.
　Summary　Tinnitus Research Initiative meeting によって 2006 年に公開された質問票を，初めてアジア圏で検討した多施設共同研究報告．耳鳴患者背景の標準化に有用．

4) 和田哲郎：閾値上聴力検査（補充現象検査）．耳喉頭頸，**89**（5）：28-34, 2017.

5) 内藤　泰，川瀬哲明，小林一女ほか：耳鳴ピッチ・マッチ検査とラウドネス・バランス検査の表記法について．Audiol Jpn, **59**：248-251, 2016.

6) Newman CW, Jacobson GP, Spitzer JB：Development of the Tinnitus Handicap Inventory. Arch Otolaryngol Head Neck Surg, **122**：143-148, 1996.
　Summary　THI の原本．耳鳴による日常生活への影響を 25 項目，100 点満点で評価している．

7) 新田清一，小川　郁，井上泰宏ほか：耳鳴の心理的苦痛度・生活省ガイドの評価法に関する検討．Audiol Jpn, **45**：685-691, 2002.
　Summary　THI の邦訳版の臨床的有用性について検討し，定量的評価が可能と報告した．

8) 大政遙香，神崎　晶，高橋真理子ほか：Tinnitus handicap inventory 耳鳴苦痛度質問票改訂版の信頼性と妥当性に関する検討．Audiol Jpn, **62**：607-614, 2019.
　Summary　以前用いられていた THI 日本語版は翻訳・逆翻訳が行われていなかったことから，本ガイドライン作成と並行して THI 新版が

作成された．妥当性，信頼性が確認され，今後は新版を用いることが望ましい.

9) Newman CW, Sandridge SA, Jacobson GP：Psychometric adequacy of the Tinnitus Handcap Inventory（THI）for evaluating treatment outcome. J Am Acad Audiol, **9**：153-160, 1998.
   Summary THI の再現性を検討し，95％信頼区間が20点であることから，20点以上の改善があれば5％の有意水準で臨床的に効果ありと判断できるとした.

10) 八田宏之，東　あかね，八城博子ほか：Hospital Anxiety and Depression Scale 日本語版の信頼性と妥当性の検討─女性を対象とした成績─. 心身医, **38**：309-315, 1998.

11) 高橋真理子：耳鳴の重症度診断と治療に必要な検査. MB ENT, **179**：37-42, 2015.
    Summary 耳鳴の診断・治療に必要な臨床検査について，自施設の経験を中心に実践的にまとめられている.

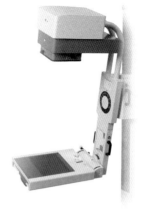
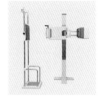
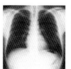
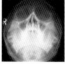
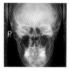

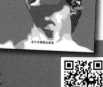

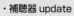

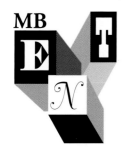

MB ENT, 258：11-16, 2021

◆特集・耳鳴・難聴への効果的アプローチ

耳鳴診療ガイドライン
—治療法とその効果—

高橋真理子*

Abstract 2019年5月に，日本で初めて耳鳴診療ガイドライン2019年版が発刊された．ガイドラインでは，耳鳴治療の推奨度とエビデンス分類が行われており，耳鳴の教育的カウンセリング，薬物療法，音響療法，心理療法(精神療法)，手術療法などがクリニカルクエスチョンとともに解説されている．耳鳴の教育的カウンセリングは，行うことを強く推奨されており，耳鳴治療のベースになるものである．また，難聴がある耳鳴に補聴器による音響療法も強く推奨されている．一方，薬物療法はエビデンスに乏しいものが多いが，耳鳴に併存するうつや不眠などに対してはその状態を評価して適切に使用することがすすめられている．このように，耳鳴の効果的な治療アプローチを行うためには，エビデンスのみでなく，患者の耳鳴に対する苦痛度，聴力，抑うつ不安や不眠の状態も評価して治療選択を行うことが重要である．

Key words 教育的カウンセリング(educational counseling)，補聴器(hearing aids)，音響療法(sound therapy)，薬物療法(pharmacotherapy)，認知行動療法(cognitive behavior therapy)

はじめに

慢性耳鳴は，まだ根治的な治療がないことや，抑うつ不安などの精神症状を合併することから治療選択を難しくしてしまうことがある．しかし，超高齢化社会やストレス社会により耳鳴患者の増加が予測されることからも，耳鳴への効果的なアプローチが求められる．2014年アメリカにて耳鳴診療ガイドラインが作成され[1]，ドイツ[2]，オランダ[3]，スウェーデン[4]でも同様に作成されている．本邦においては，2019年5月に初めて耳鳴診療ガイドラインが発刊された[5]．ガイドラインは，EBM普及推進事業(Minds)の「Minds診療ガイドライン作成マニュアル」の手順に従い，クリニカルクエスチョン(CQ)を設定し，システマティックレビューを行い推奨グレードのレベルが評価されている．本稿では，耳鳴診療ガイドラインに掲載されている耳鳴の治療法とその効果について，ガイドラインに従って解説する．

耳鳴診療ガイドラインに基づく耳鳴の治療法とその効果

1．耳鳴の(教育的)カウンセリング

• 推奨度(1B)：エビデンスは中等度で，行うことを強く推奨する．

耳鳴における教育的カウンセリングは，一般的なカウンセリングの概念と異なり耳鳴に対する教育的あるいは説明的なカウンセリングである．Tinnitus Retraining Therapy(以下，TRT)は，directive counseling(指示的カウンセリング)と音響療法を行う治療であり[6]，TRTが普及されるに伴い耳鳴治療におけるカウンセリングの重要性が認識されるようになったと言える．ただし，ここで述べている教育的カウンセリングはTRTを行う際に限定されるものでなく，すべての耳鳴患者に対して行うことがすすめられるものである．アメリカ，ドイツ，オランダ，スウェーデンなど海外のガイドラインにおいても，教育的カウンセリ

* Takahashi Mariko, 〒464-8651 愛知県名古屋市千種区末盛通2-11　愛知学院大学歯学部耳鼻咽喉科，准教授

表 1. 教育的カウンセリングを行う際の内容

● **耳鳴を理解してもらうために** 　○聞こえの仕組み 　◎耳鳴発生のメカニズム 　◎耳鳴増悪のメカニズム ● **耳鳴の不安をとるために** 　○耳鳴に対する不安や疑問に対して，説明する 　○一般的な経過，耳鳴はストレスや疲れ，不眠などで増悪する．よいときも悪いときもある ● **耳鳴治療のために** 　◎治療目標（耳鳴消失を目標としない） 　◎治療方法を説明し，どのような治療がよいか提案する 　○夜間静寂時の対処方法を説明する <div align="right">注：◎必須，○耳鳴の苦痛がある場合に行う</div>

（文献 5 より引用）

ングを推奨している[7]．Henry らは，教育的カウンセリング施行群，従来の治療群，介入しない群の RCT を行い，教育的カウンセリングが他の群より有意に効果があったと報告している[8]．

実際の耳鳴の教育的カウンセリングは，聞こえの仕組み，器質的疾患の有無，耳鳴発生のメカニズム，耳鳴増悪のメカニズム，治療方法，治療目標，一般的な経過などについて説明していくのだが，すべての患者に対してこれらすべての説明を必要とするわけではない（表 1）．しかし，耳鳴に対する不安が強い場合や軽症以上の耳鳴に対しては特に重要であり，不安や疑問に対応していくことも同時に行っていく．実際に，耳鳴の教育的カウンセリングを行うことにより，それ以上の治療を必要とされないことも多い．耳鳴の教育的カウンセリングの実際については，耳鳴診療ガイドラインに記載されている[5]．

2．薬物療法

● 推奨度（2C）：エビデンスは弱く，行うことを弱く提案もしくは条件付きで行う

耳鳴治療に用いられる薬剤について，北原らは① 内耳機能の改善を期待する薬剤と ② 耳鳴そのものを抑制する薬剤に分類しており，① 内耳機能を改善する薬剤として，ビタミン製剤，血流改善薬・血管拡張薬，ステロイド製剤，② 耳鳴または耳鳴苦痛度を軽減する薬剤として，抗けいれん薬，筋弛緩薬，局所麻酔薬，抗不安薬，抗うつ薬と分類している[9]．その中で，一般診療において用いられることが多い薬剤について解説する．

抗うつ薬は，耳鳴の薬物療法に関するシステマティックレビューにおいて効果が期待できる薬物として挙げられ，特にうつ症状を伴う耳鳴患者への効果を期待できる．海外のガイドラインにおいて薬物療法は不要とされているが，ドイツおよびスウェーデンではうつや不眠の併存があれば用いることをすすめている（表 2）[7]．したがって，耳鳴に併存する抑うつ，不安，不眠などは，その状態を評価し，基礎的介入（睡眠指導や夜間の音響療法など）を行いつつ，必要に応じて精神科などと連携しながら適切に使用することが求められる[5]．

血流改善薬・血管拡張薬に関してシステマティックレビューによるエビデンスはないが，ミソプロストールは RCT で効果を認められている．ただし，本邦では耳鳴に対する保険適用はない．本邦において，ニコチン酸アミド・パパベリン配合錠とニコチン酸アミドの二重盲検が行われた結果，有意水準 5％ で有意差は出なかったものの $0.05 < P < 0.10$ でエビデンスは得られていないが良好な傾向が報告されている[10]．

漢方薬については，イチョウ葉エキスのシステマティッレビューがあるが，効果に対するエビデンスは認められなかった[11]．

以上のように，薬物療法はエビデンスに乏しいものが多い[5]．このことにより薬物療法のすべてが否定されるわけではないが，効果が認められなければ漫然と投与することは避け，他の治療法について検討すべきと考える．

3．音響療法

● TRT の有効性は認められるが，CD などの環境音楽やサウンドジェネレーターなどの効果は

表 2. 本邦および諸外国の耳鳴ガイドライン

	Target users	薬物	精神療法	Audiological	音響療法
本邦	耳鼻咽喉科医	抑うつなどに対して適切に使用	教育的カウンセリング 認知行動療法(CBT)	難聴がある耳鳴には補聴器	環境音楽やサウンドジェネレーターを弱く提案
ドイツ	医師(特に耳鼻科医),聴覚,精神,神経,口腔,顔面外科,歯科,心理療法,一般開業医	不要 ただし,うつなどの合併には適用	一般的なカウンセリング,耳鳴特異的なCBT,代償不全の耳鳴には病院治療	難聴がある場合は補聴器,聾の場合は人工内耳	Notched musicや音楽療法を含むaudio therapy ノイズとTRTは勧めない
オランダ	耳鼻咽喉科医,聴覚センター,一般開業医,心理療法士,精神科医	不要	耳鳴の教育手法と治療オプション THI>36でCBT	・補聴器 ・THI>78で重度難聴で,CBT効果ない場合は人工内耳	TRTは,軽症耳鳴とTRTを希望した場合
アメリカ	臨床医,保険医療提供者,専門医,オージオロジスト,精神的医療専門職	不要	持続する煩わしい耳鳴の場合,CBTを勧める	難聴に対して補聴器	TRTなどの音響療法も提案する可能性あるが,音響療法の効果や経費についても情報提供必要
スウェーデン	Karolinska大学病院の聴覚平衡スタッフとそれに関する専門家(一般医,耳鼻咽喉科医,オージオジスト)	耳鳴には特に不要だが,不眠やうつの治療には睡眠薬や抗うつ薬など必要な状態であれば使用	耳鳴の情報提供 難聴がない場合modified TRT ストレス,不安,うつにCBT	難聴がある耳鳴には補聴器適合	難聴がない場合はTRT

(文献7より一部引用改変)

データ不足である.

推奨度2C：エビデンスは弱く，行うことを弱く提案もしくは条件付きで行う

- 難聴がある耳鳴に補聴器を推奨する.

推奨度1A：エビデンスが強く，行うことを強く推奨する

耳鳴に対する音響療法の目的は，静寂の回避が基本であり，音による一部もしくは完全なマスキング，耳鳴とコントラストを少なくすることによる順応の効果，耳鳴によるストレスや緊張を和らげる効果，耳鳴への注意をそらす効果，リラックス効果，耳鳴に関連する大脳皮質の再構築と活性化などが期待される．TRTは音響療法と指示的カウンセリングより成り立っている治療法であるが，TRTの音響療法も含めて現在本邦で主に行われている音響療法は，環境音楽，サウンドジェネレーター，補聴器である．音響療法は，耳鳴により生じる日常生活の支障度や苦痛度および難聴の有無を指標として選択するとよい(表3).

ガイドラインにおいて，CDなどの環境音楽やサウンドジェネレーターなどの効果は，エビデンスを判断するデータが不足していることから推奨度2Cとなっているが，実際の臨床経験においては有効であることが多い．耳鳴苦痛度が軽度～中

表 3. 音響療法の選択の指標

		耳鳴苦痛度	
		軽度～中等度	重症
難聴	なし	環境音楽	サウンドジェネレーター
	あり	補聴器	補聴器／複合補聴器

等度の例，静寂時に耳鳴が気になるとき，夜間睡眠時に耳鳴が気になるときなどに，耳鳴をマスキングしない音の大きさで行うように指導する．音の種類は，自然に聞き流せるような音，リラックスできる音，長時間聞くことができる音，意識に残らない音などが推奨される.

サウンドジェネレーターは難聴がなく耳鳴苦痛度が重症な例に用いられることが多い.

自覚的難聴もしくは補聴器が対応できる周波数(250～4,000 Hz)に軽度以上の難聴がある場合の音響療法は，補聴器もしくは複合補聴器が適応となる．補聴器の効果は，聴覚入力不足に対して音を入力することにより中枢の過活動を制御する効果，補聴器を通して背景雑音が入ることにより耳鳴のコントラストを少なくする効果(静寂の回避)，聞き取りがよくなることによるストレスや疲労感の軽減などがある．補聴器のハウリング抑

制機能は必要とするが，雑音抑制機能は環境雑音も抑制して静かな環境となってしまうため耳鳴が苦痛である場合はオフまたは弱とする．指向性機能も同様に基本的にオフとし，耳鳴に対する苦痛が改善し聞き取りを重視するようになったら変更するとよい．

　また，近年では複合補聴器（耳鳴治療器付き補聴器）が各補聴器メーカーから販売されている．ここでいう耳鳴治療器とは耳鳴を遮蔽する治療法のマスカーではなく，順応を目的とした部分マスキングである．複合補聴器では，プログラムにより補聴器機能のみ，補聴器機能＋耳鳴治療器，耳鳴治療器のみを設定することが可能である．また，耳鳴治療器のサウンドは，ノイズ（ホワイトノイズ，スピーチノイズ，ピンクノイズ，低域強調ノイズ，高域強調ノイズ）の他，各社独自の音楽機能を搭載している機種もある．複合補聴器が効果的な例は，耳鳴重症度が高い例，補聴器機能のみでは効果が不十分な例，抑うつ不安が強い例，サウンドジェネレーターのノイズになじめない例などが挙げられるが，音響療法の機種選択に迷う場合は，複合補聴器で各種プログラムを設定して選択してもらう方法もある．

　音響療法の効果について，Hoare らのレビューでは，音響療法を推奨するかどうかに対する十分なエビデンスは認められなかったが，音響療法と教育的カウンセリングは有効であると報告している[12]．TRT は，システマティックレビューで耳鳴への有効性が報告されており，耳鳴への効果を期待できる治療法である[13)14]．補聴器やサウンドジェネレーターは，他の治療法との組み合わせによる分析が多く，補聴器やサウンドジェネレーターのみでの効果は，強いエビデンスを認められなかったが，効果を否定するものではなく，組み合わせによる治療での有効性を多くの文献で認めている[15)16]．また，アメリカ，ドイツ，オランダ，スウェーデンのガイドラインにおいても，難聴がある耳鳴に補聴器を推奨している（表2）[7]．耳鳴の音響療法はすすめるべき治療であり，特に難聴の

ある耳鳴に対しては，補聴器による音響療法が効果的である．

4．心理療法（精神療法）

• 耳鳴に対する認知行動療法は，エビデンスで効果が証明されている．

　推奨度1A：エビデンスが強く，行うことを強く推奨する

　耳鳴と精神疾患は関連があり，特に抑うつ不安に関係が強く，抑うつ不安の程度と耳鳴の苦痛は相関がある[17]．耳鳴に対する心理療法（精神療法）は，耳鳴の精神的な側面に対するアプローチであり，認知行動療法，バイオフィードバック法，自律訓練法などが行われている．Anderson らは認知行動療法，リラクゼーション法，睡眠療法，バイオフィードバック法，教育セッション，問題解決法についてメタアナリシスを行い，耳鳴に対して心理療法は有用であり，特に認知行動療法が有用であると結論づけている[18]．

　広義の認知行動療法は，「人間の認知（思考）または行動に焦点をあてる心理療法」であり，現在，認知行動療法は，第1世代から第3世代まで発展している．第1世代の認知行動療法は，学習理論に基づく行動療法，第2世代の認知行動療法は，情報処理理論に基づく認知療法・認知行動療法であり，これを狭義の意味でも認知行動療法と呼ぶことも多い．第2世代認知行動療法の認知行動理論では，認知（思い込みや深淵を含む）の偏りは，日常生活に不適応な行動を起こし，不快な感情や身体反応を過剰に大きく遷延させて悪循環を形成するとの考えのもと，認知を変容させることによって行動や感情，身体反応に与える影響を軽減し，症状を改善することを目標としている．そして，1990 年代より行われている第3世代の認知行動療法は，マインドフルネスを取り入れた，機能や文脈に介入するセラピーであり，アクセプタンス＆コミットメント・セラピー（acceptance and commitment therapy；ACT）とマインドフルネス瞑想に基づくマインドフルネス認知行動療法，弁証法的行動療法などがある[19)20]．

耳鳴に対する認知行動療法は，エビデンスも証明されており，海外の耳鳴ガイドライン（ドイツ，アメリカ，オランダ，スウェーデン）でも推奨されている[7]（表2）が，本邦ではうつ病，不安障害，パニック障害，慢性疼痛などには行われているものの，耳鳴に対する認知行動療法はほとんど行われていないのが現状である．しかし，認知行動療法には，強弱様々なセラピーがあり，必ずしも本格的な認知行動療法だけでなく，診察や講義などで医師やセラピストから情報を得て，病気や治療法について理解しながらとりくむ教育に近いものも認知行動療法に含まれる[21]．このことからも，耳鼻咽喉科医が行うことができる耳鳴の認知行動的介入（アプローチ）は，教育的カウンセリングや情報提供，誤った認知に対して正しい知識を説明しながら対応していく認知行動療法的アプローチを行うことであり，耳鼻咽喉科医の重要な役割と思われる[22]．また，森は耳鳴に対する認知行動療法として，マインドフルネス瞑想を耳鳴診療に応用する方法を紹介している[23]．これは呼吸に注意を向けることにより耳鳴への注意を外すことを目標とした治療であり，耳鼻咽喉科の外来で試行することができ試みる価値がある治療法であると述べている．

5．手術療法

• 人工内耳を要するような患者の耳鳴において効果が期待される．本邦では現在，一側聾に対する人工内耳の適応はないが，高い効果がある．

推奨度2C：エビデンスは弱く，行うことを弱く提案もしくは条件付きで行う

耳鳴の手術療法として，人工内耳による耳鳴の効果が報告されている．Ramakers らは両側感音難聴の人工内耳術後の耳鳴への効果について786編のシステマティックレビューを行い，耳鳴消失は8〜45%，耳鳴減弱は25〜72%，耳鳴不変は0〜36%，耳鳴増悪は0〜25%と報告している[24]．耳鳴治療としての人工内耳手術について，アメリカのガイドラインでは今後必要なリサーチとするにとどめ[1]，ドイツのガイドラインでも難聴がない耳鳴のみに対しては推奨しないとしている[2]．本邦でも，耳鳴治療を目的とした人工内耳手術の適応はない．

終わりに

耳鳴診療ガイドラインが発刊されたことにより，エビデンスに基づく治療選択が可能になった．しかし，効果的な治療アプローチのためには，患者の個々の状態（耳鳴の苦痛度，難聴の程度，抑うつ不安，不眠など）の評価を行い，治療の有効性（エビデンス）を考慮し，患者と相談しながら治療選択していくことが重要である．

本稿では，耳鳴診療ガイドラインの治療についてガイドラインに従って解説したが，詳細は耳鳴診療ガイドライン[5]を実際にご覧になっていただきたい．

文 献

1) Tunkel DE, Bauer CA, Sun GH, et al：Clinical practice guideline：Tinnitus. Otolaryngol Head Neck Surg, 151（2 Suppl）：S1-S40, 2014.
2) The Association of the Scientific Medical Societies（2015）. German S3 Guideline 017/064：Chronic Tinnitus[AWMF-Register Nr. 017/064 Klasse：S3 Chronischer Tinnitus]. AWMF online.
3) Dutch Association for Ear Nose Throat and Head surgery[Nederlandse Vereniging voor Keel—Neus—Oor heel kunde en Heelkunde van het Hoofd—Halsgebied]（in press）. Guideline Tinnitus[Richtlijn Tinnitus]. Utrecht.
4) Idrizbegovic E, Kjerulf E and Team for Diagnostics Hearing Habilitation Children and Youth and Hearing Rehabilitation for Adults（2011）. Tinnitus Care Program[Tinnitus Vårdprogram]. Stockholm：Karolinska Institute.
5) 一般社団法人日本聴覚医学会（編）：耳鳴診療ガイドライン 2019 年版．金原出版, 2019.
6) Jastreboff PJ, Jastreboff MM：Tinnitus Retraining Threrapy（TRT）as a Method for Treatment of Tinnitus and Hyperacusis Patients. J Am Acad Audiol, 11：162-177, 2000.

Summary TRT のもととなる耳鳴の神経生理学的モデルと TRT の治療法について説明している論文である.

7）Fuller TE, Haider HF, Kikidis D, et al：Different Teams, Same Conclusions? A Systematic Review of Existing Clinical Guidelines for the Assessment and Treatment of Tinnitus in Adults. Front Psycho, **8**：206, 2017.
Summary 海外の耳鳴ガイドラインについて包括的レビューを行っている論文.

8）Henry JA, Loovis C, Montero M, et al：Randomized clinical trial：group counseling based on tinnitus retraining therapy. J Rehabil Res Dev, **44**(1)：21-32, 2007.

9）北原正章, 鈴木幹男：耳鳴の薬物治療. 北原正章（編）：95-101, 耳鼻咽喉科・頭頸部外科 MOOK No.22 耳鳴. 金原出版, 1992.

10）河村正三：耳鳴に対するストミン A 錠の治療効果について―二重盲検法による薬効判定―. Ther Res, **4**(3)：581-588, 1986.

11）Hilton MP, Zimmermann EF, Hunt WT：Ginkgo biloba for tinnitus. Cochrane Database Syst Rev, **28**(3)：CD003852, 2013.

12）Hoare DJ, Searchfield GD, El Refaie A, et al：Sound therapy for tinnitus management：practicable options. J Am Acad Audiol, **25**(1)：62-75, 2014.

13）Phillips J S, McFerran D：Tinnitus Retraining Therapy(TRT) for tinnitus. Cochrane Database Syst Rev, **2010**：(3)CD007330, 2010.

14）Grewal R, Spielmann PM, Jones SE, et al：Clinical efficacy of tinnitus retraining therapy and cognitive behavioura ltherapy in the treatment of subjective tinnitus：a systematic review. J Laryngol Otol, **128**(12)：1028-1033, 2014.

15）Hobson J, Chisholm E, El Refaie A：Sound therapy(masking)in the management of tinnitus in adults. Cochrane Database Syst Rev, **11**(11)：CD006371, 2012.

16）Hoare DJ, Edmondson-Jones M, Sereda M, et al：Amplification with hearing aids for patients with tinnitus and co-existing hearing loss. Cochrane Database Syst Rev, **31**(1)：CD010 151. doi：10.1002/14651858, 2014.

17）Zöger S, Svedlund J, Holgers KM：Relationship between tinnitus severity and psychiatric disorders. Psychosomatics, **47**(4)：282-288, 2006.

18）Andersson G, Lyttekens L：A meta-analytic review of psychological treatment for tinnitus. Br J Audiol, **33**：201-210, 1999.

19）沼田法子, 清水英司：認知療法からの診立てと治療方針. 精神科治療学, **32**(7)：875-882, 2017.

20）近藤真前, 渡辺範雄：慢性痛に対する認知行動療法・その他精神療法のエビデンス. 精神科治療学, **32**(7)：869-873, 2017.

21）清水英司：認知行動療法のすべてがわかる本. 講談社, 2010.

22）高橋真理子：耳鳴に対する認知行動療法〜エビデンスおよび本邦の現状と対応〜. Audiol Jpn, **63**：109-114, 2020.

23）森 浩一：耳鳴に対する認知行動療法〜マインドフルネス瞑想を耳鳴診療に応用する〜. Audiol Jpn, **63**：115-121, 2020.
Summary 慢性耳鳴の病態とそれに基づくマインドフルネスとその実際について説明している.

24）Ramakers GG, van Zon A, Stegeman I, et al：The effect of cochlear implantation on tinnitus in patients with bilateral hearing loss：A systematic review. Laryngoscope, **125**(11)：2584-2592, 2015.

MB ENT, 258：17-23, 2021

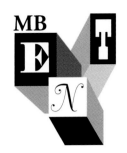

◆特集・耳鳴・難聴への効果的アプローチ

TRT 療法を中心とした
耳鳴りへのアプローチ

松田太志*

Abstract TRT はカウンセリングと音響療法から成る．カウンセリングは耳鳴りの神経生理学的モデルを用いて患者の耳鳴りメカニズムへの理解を深め，その対処法を学び，不安を取り除くことを目的とする．また音響療法は，耳から雑音を与えることにより耳鳴りの信号のコントラストを減弱させ大脳辺縁系における耳鳴りに対する過敏性を減らすよう働きかける．そのことにより耳鳴りに対する順応を起こりやすくする．TRT は，耳鳴りに対するイメージを negative から neutral に変えることを目的とし，耳鳴りを重要でなく無視していい音であると認識を変えることによって大脳辺縁系や自律神経系が刺激されない状態にする．医療サイドが耳鳴りの増悪するシステムを理解し，耳鳴りに不安を持って受診する患者の不安や疑問を十分に解決することが耳鳴り治療には重要であると考える．

Key words 耳鳴りの神経生理学的モデル(neurophysiological model of tinnitus)，順応(habituation)，耳鳴り(tinnitus)，カウンセリング(counseling)，音響療法(sound therapy)

Tinnitus retraining therapy（以下，TRT）は，1980 年代後半に Jastreboff によって唱えられた耳鳴りの神経生理学的モデルに基づき，1988 年 Hazell によって英国で，1990 年に Jastreboff 自身によって米国で始められた耳鳴り治療法である[1]．耳鳴りを消失させることが目的ではなく，耳鳴りに対して順応(habituation)を起こさせ，その苦痛度を改善させることが目的である．最近では本邦でも TRT もしくはそれを利用した耳鳴り治療が広く行われている．

耳鳴りの神経生理学的モデル[1]

以前耳鳴りは，末梢の内耳の障害として考えられていたが，最近はそれだけでなく脳を含む中枢性の反応により耳鳴りは増悪すると考えられている．その仕組みを示し TRT の考え方の基本となっているのがこのモデルである．聴覚系の刺激は，その人が今までに経験した音に対する記憶や

評価により無視して良い音(neutral)，有用な音(positive)，危険な音，注意を要する音(negative)に分けられる．ここまでの過程は無意識下に行われる．ここで neutral と判断された音は意識に上がることはない．つまり，意識されない音，聞こえない音と同じである．これは，我々の脳が同時に複数のことを認識処理することができないためであり，不必要な情報はなるべく無意識下に選択し切り捨て意識に上がらないようにしているためである．また，意識する必要のある情報については，優先順位をつけその優先度の高いものから認識している．Neutral 以外と判断された場合は，そこからその判断に従った反応が進むこととなる（図 1）．

無響室においてほとんどの人は耳鳴りを自覚する．つまり，ほとんどの人は耳鳴りを認めるが，その多くは耳鳴りを意識せず苦痛も感じることはない．耳鳴りがあっても気にしない人は，耳鳴り

---

* Matsuda Futoshi，〒 486-0851 愛知県春日井市篠木町 6-2-4　耳鼻咽喉科まつだクリニック，院長

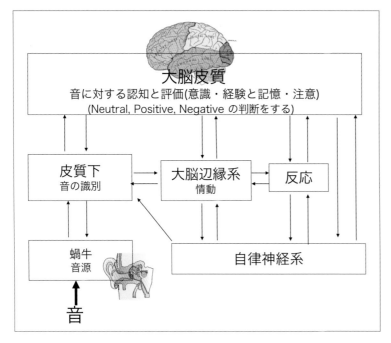

図 1.

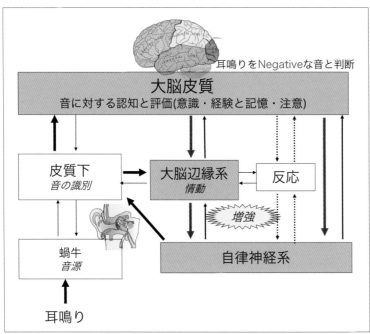

図 2.

を無意識下に処理している状態と考えられる．つまり，耳鳴りがあっても意識に上がることはなく，大脳辺縁系や自律神経系が刺激されることもない．しかし，いったん耳鳴りを知覚し耳鳴りにストレスを感じたり，脳の異常や重大な病気の前兆ではないかなどマイナスのイメージを持ってしまった場合，耳鳴りに対して negative という評価が下り大脳辺縁系や自律神経系が刺激され，それ

に対する様々な反応(不安，苛立ち，憂鬱，不眠，緊張など)が生じる(図 2)．また，そのことにより耳鳴りに対する感受性が高まり，音を認識するにあたりその優先順位が高くなり耳鳴りに対してより過敏になっていく．ここに耳鳴りに対する悪循環の回路が完成すると考えられている[2](図 3)．

TRT は，耳鳴りに対するイメージを negative から neutral に変えることを目的としている．つ

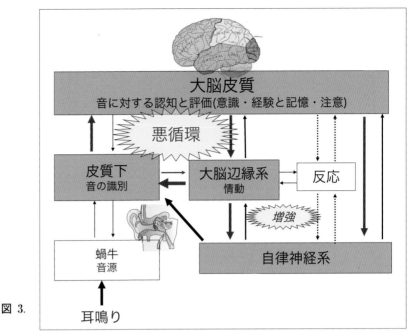

図 3.

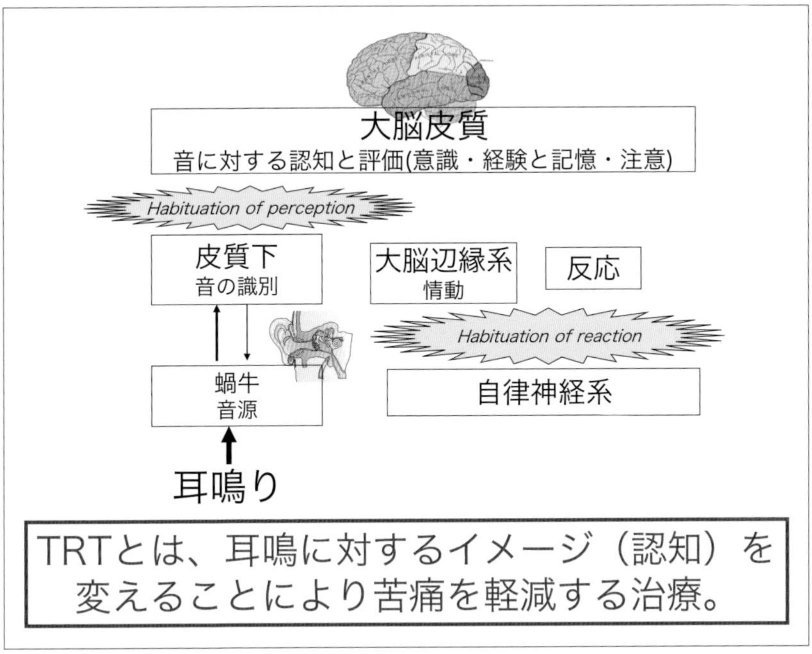

大脳皮質
音に対する認知と評価(意識・経験と記憶・注意)

悪循環

皮質下
音の識別

大脳辺縁系
情動

反応

蝸牛
音源

増強

自律神経系

耳鳴り

大脳皮質
音に対する認知と評価(意識・経験と記憶・注意)

Habituation of perception

皮質下
音の識別

大脳辺縁系
情動

反応

Habituation of reaction

蝸牛
音源

自律神経系

耳鳴り

TRTとは、耳鳴に対するイメージ（認知）を変えることにより苦痛を軽減する治療。

図 4.

まり，耳鳴りを重要でなく無視していい音であると認識を変えることによって大脳辺縁系や自律神経系が刺激されない状態にする．ここまでは「反応に対する順応(habituation of reaction)」であるが，この状態ではまだ耳鳴りは認識されている．さらに順応が進むと耳鳴りがすべて無意識下に処理される状態「認識に対する順応(habituation of perception)」となる(図4)

TRT の実際

TRT は指向性カウンセリングと音響療法から成る．カウンセリングは耳鳴りメカニズムへの理解を深め，その対処法を学び，不安を取り除くことにより意識から大脳辺縁系へ働きかける．また音響療法は，耳から雑音を与えることにより耳鳴りの信号のコントラストを減弱させ大脳辺縁系に

表 1. カテゴリー分類

カテゴリー	聴覚過敏	音曝露による増悪	自覚的難聴	日常生活に対する支障度	音治療（全例カウンセリングは行う）
0	－	－	－	低い	静寂を避ける
1	－	－	なし	高い	サウンドジェネレーター
2	－	－	あり	高い	補聴器
3	あり	なし	無関係	高い	サウンドジェネレーター 苦痛にならない程度の音の大きさから始める
4	なし	あり	無関係	高い	サウンドジェネレーター 聴覚閾値値同じくらいの音の大きさから始める

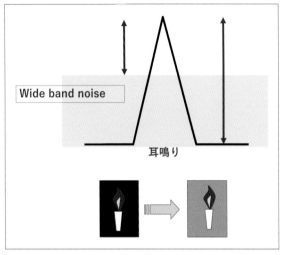

図 5.

おける耳鳴りに対する過敏性を減らすよう働きかける．そのことにより耳鳴りを，自動車の音や冷蔵庫のファンの音のように全く無意識下に処理される音と同様に感じさせることを目的とする．

TRT は，カテゴリー分類（表1）に合わせ音響療法と指向性カウンセリングを組み合わせて行う．

1．カテゴリー分類

カテゴリー分類は，次の4つの基準を元に分類される．

1）耳鳴りの日常生活に対する支障度，耳鳴りの苦痛度：本邦では Tinnitus Handicap Inventory（以下，THI），Visual Analogue Scale（VAS）を用いて評価されていることが多い．また，睡眠障害など患者の自覚的苦痛度の訴えの強さも考慮して総合的判断をする．

2）難聴を自覚している程度：あくまでも自覚的な難聴の程度を基準にしており，純音聴力検査にてある程度の聴力低下を認めた場合でも自覚的な難聴を認めない場合はなしと判断する．

3）聴覚過敏の有無：あくまでも自覚的な症状で評価をしているがその程度や治療効果を把握するうえで不快閾値検査は有用である．

4）音曝露に対する耳鳴りの増悪：音による耳鳴りや聴覚過敏の増悪が翌日まで継続する場合をありと判断する．

上記項目に従い表1のようなカテゴリー分類を行いそれに準じた治療を行う．

2．使用器具

難聴を伴わない場合はサウンドジェネレーター（以下，SG）もしくはそれに準ずるものを，難聴を伴う場合は，補聴器もしくは SG 付き補聴器を使用する．

3．音響療法

音響療法の目的は，音を使って耳鳴りを慣らしていくことである．自分でできる方法（FM ラジオの局間ノイズや波の音，川のせせらぎ，音楽などが入った CD を利用）を指導するか，SG を使用する．使用する音の条件は，長時間聞いていて不快でないもので，かつ耳鳴りの大きさを超えないことである．暗い場所でろうそくの火を見るととても際立ってみえるが，明るい場所ではろうそくの火はそれより弱い印象で感じられる．このような現象を利用して耳鳴りを超えない大きさの音を耳鳴りと一緒に聞くことで耳鳴りに対しての順応が起こりやすくなると考えられる．耳鳴りを超えてしまう音を用いると（いわゆるマスカー治療）耳鳴り自体が聞こえなくなり，聞こえない音に対しての順応は起きないので音の大きさに注意が必要である（図5）．時間に特に制限はないが，耳鳴りが気になる静かな環境のときは必ず音を使うように

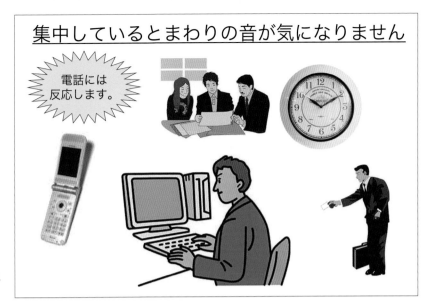

図 6.

指導する．カテゴリー2の症例では音響療法として補聴器を用いる．補聴器を用いて周囲の雑音も拾うことで脳の認識する音を増やすことができ，また耳鳴りの音のコントラストを減らすことができる．カテゴリー3の症例ではSGの音量は症例にとって苦痛とならない音量にとどめ，次第に音量を大きくして脱感作していく必要がある．騒がしい環境に移動したときは音量の調節が必要である．カテゴリー4の症例では聴覚閾値から音を出し，その後ゆっくりと音量を上げていく．また，音以外にも非常に過敏であることが多いため，最初はSGをオフにして装着に慣れることから開始する場合もある．また，すべてのカテゴリーにおいて音響療法はなるべく長く，できれば1日6時間以上行うように勧めている．

　従来の音響療法としてマスカー療法がある．マスカー療法とTRTとのもっとも異なる点は，マスカー療法は耳に作用して一時的に耳鳴りを消失させることが目的であるが，TRTは脳に作用して永続的に耳鳴りの苦痛度を軽減することを目的にしている点である．また，使用する音はマスカー療法では，耳鳴りよりも大きな音で耳鳴りの周波数に合わせたnarrow band noiseを用いるのに対して，TRTでは耳鳴りよりも小さな音で耳鳴りの周波数には無関係なwide band noiseを用いる．また，マスカー療法に用いる音で順応（habituation）が起きることはないと考えられて

いる．Henryらは，800例に対してsystematic randomized studyを行いマスカー療法，TRTともに改善を認めるが，マスカー療法の効果は治療開始3ヶ月で最大となりその後固定する傾向にあるのに対し，TRT治療開始18ヶ月経過しても治療効果は増加している傾向を認め有効性もマスカー療法を上回ると報告している[3]．

4．カウンセリング

　TRTのカウンセリングは，指示性カウンセリングと称していて指導，教育的な色合いの強いものである．患者に対して聞こえの仕組みなどを説明した後Jastreboffの理論に基づく耳鳴り増悪のメカニズムとTRTがなぜ有効なのかなどについて説明する．大切なのは患者の持つ耳鳴りに対する不安，疑問に十分に対応することである．

　このカウンセリングの中で患者に対して説明することで耳鳴りに対しての理解を深め，治療を高めるために重要なことがある．

　それは『脳は音を選択して意識に上げている』ということである．我々の周りにはたくさんの音が存在する．時計の音，風の音，外で車が通る音など無数の音が存在するが，そこに意識を向けない限りその音は意識されず音は存在しているのに聞こえていないのと同じ状態にあるが，誰かに話しかけられたり，電話が鳴るとその音には反応する（図6）．脳がその音を重要と判断しているからと考えられる．脳は同時にたくさんの音を処理で

きないと考えられている．目の前で10人同時に話をされても音は耳に入ってくるがすべてを理解することはできない．同時に判断できる音は1つか2つくらいと考えられている．それ以上のたくさんの音が脳の意識下に同時に入ると脳が混乱して処理できない．そのため，脳は音の重要性を判断しその重要性の程度にあわせて無意識下に不要な音は意識に上がらないようにしている．パーティー会場でざわついている中でも自分の名前が呼ばれると他の音がたくさん存在していても自分の名前には反応する．無意識下に脳が重要な音だと判断したからである．耳鳴りを自覚する状態というのは，他の音より耳鳴りを重要と脳が判断して選択しているためと考えられる．そのため，耳鳴りに対する評価を重要ではない，あってもそのままにしていい音と変えることができれば，耳鳴りは存在しても脳の意識に上がらない，つまり耳鳴りを消すことができると考えられる．このことを患者に身の回りの例もふまえ説明すると患者の耳鳴りに対する理解が進みやすいと考える．

TRT の治療成績

TRT の治療成績は諸家の報告があり，本邦でも約8割に有効とする報告が多い．Jastreboff は，TRT の25年間での治療成績をまとめた論文で約8割の耳鳴り症例に TRT は有効であり，THI のスコアの変動でその有効性を他の治療法と比較すると，マスカー療法では5〜10の改善，認知行動療法では12の改善，TRT では約30の改善がみられ著明改善の基準である THI スコアの20以上の改善を満たすのは TRT のみであったと報告している[4]．

TRT 無効例について検討してみるとピッチマッチ，ラウドネスバランス，聴力などについては特に差を認めないが CMI，SRQD にて高値を示す傾向にあり，耳鳴自体の大きさより個人の鬱，神経症的側面などが治療効果に関係すると考えられている[5]．最近では，そのような傾向の強い症例においてはカウンセリングの内容を考慮し必要

であれば臨床心理士による認知行動療法的アプローチを加えたり，精神科，心療内科の受診を勧めることも必要と考えられている．

実際の臨床でどのように TRT を用いるか

まず，耳鳴りで受診する患者は，耳鳴りをそのままにしてはいけないものと判断して受診することが多い．つまり，耳鳴りを negative な音と判断していると考えられる．鼓膜所見，聴力検査など耳鼻咽喉科的診察を行い必要であれば頭部 MRI なども施行し耳鳴り以外に治療すべき疾患がないかを確認する．もし，治療が必要な疾患が見つかればその治療が優先される．そのような疾患がなく単純に耳鳴りのみの場合は，患者の持つ耳鳴りに対しての不安や疑問を取り除くことが必要である．つまり，耳鳴りに対するイメージを negative から neutral に変化させる．『無響室ではほとんどの人が耳鳴りを感じる．意識をすると耳鳴りは感じられるが意識から外れると耳鳴りは消える．耳鳴りはあってもいいもので意識から外れると消えていくものであること』を必要であれば耳鳴りの神経生理学的モデルも含め説明する．カテゴリー1の患者のほとんどは，上記の説明と静かな空間で耳鳴り以外の音を流すなどの対応で軽快することが多い．耳鳴りの苦痛度が高い場合は，TRT が必要になる場合が多い．耳鳴りの苦痛度は，THI を用いると評価しやすいが一般的な耳鼻科診療で THI の用意などがない場合は，耳鳴りが日常生活に与える影響の度合いで判断することを勧める．たとえば，耳鳴りで日常生活に制限がある場合（仕事ができない，外出ができないなど），耳鳴りによる不眠傾向がある場合，鬱傾向が強い場合などは，TRT を行える専門外来に紹介することをお勧めする．特に，不眠傾向や鬱傾向が強い場合は，認知行動療法的アプローチや精神科の受診などが必要になる場合が多いためそのような対応ができる病院へ紹介することが必要である．

医療サイドが耳鳴りの増悪するシステムを理解し，耳鳴りに不安を持って受診する患者の不安や

疑問を十分に解決することが耳鳴り治療には重要であると考える.

文　献

1) Jastreboff PJ：Phantom auditory perception (tinnitus)：mechanisms of generation and perception. Neurosci Res, **8**：221-254, 1990.
　Summary 耳鳴りの神経生理学的モデルに基づき鳴りを消失させることが目的ではなく，耳鳴りに対して順応(habituation)を起こさせることによってその苦痛度を改善させる治療であるTRTが紹介された.

2) Jastreboff PJ, Jastreboff MM：Tinnitus Retraining Therapy for patients with tinnitus and decreased sound tolerance. Otolaryngol Clin V Am, **36**：321-336, 2003.

3) Henry JA, Schechter MA, Zaugg, TL, et al：Clinical trial to compare tinnitus masking and tinnitus retraining therapy. Acta Otolaryngol,
126：64-69, 2006.

4) Jastreboff PJ：25 years of tinnitus retaining therapy. HNO, **63**：307-311, 2015.
　Summary 耳鳴りは末梢だけでなく中枢性の要因で増悪することが報告され，耳鳴りの神経生理学的モデルを用いたTRTは，耳鳴り治療として有効と考えられその有効率は約8割であり，マスカー治療，認知行動療法などに比較してTHIにおいて良好な治療効果を認めた.

5) 松田太志, 関谷芳正, 高橋真理子ほか：Tinnitus Retraining Therapy による耳鳴治療(その3)無効例, 中止例を中心に. Audiol Jpn, **45**：373-374, 2002.
　Summary 無効例についてはピッチマッチ, ラウドネスバランス, 聴力などについては特に差を認めないが, CMI, SRQDにて高値を示す傾向にあった. 無効例においては, カウンセリングの内容を考慮し必要であれば精神科, 心療内科, 心理療法士との協力が必要であると考えられた.

新刊

＼小児の／ 睡眠呼吸障害 マニュアル 第2版

編集
宮崎総一郎（中部大学生命健康科学研究所特任教授）
千葉伸太郎（太田総合病院附属睡眠科学センター所長）
中田　誠一（藤田医科大学耳鼻咽喉科・睡眠呼吸学講座教授）

2020年10月発行　B5判　334頁　定価7,920円（本体7,200円＋税）

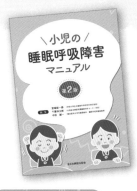

2012年に刊行し、大好評のロングセラーがグレードアップして登場！

睡眠の専門医はもちろんのこと、それ以外の医師、
研修医や看護師、睡眠検査技師、保健師など、
幅広い医療従事者へ向けた「すぐに役立つ知識」が満載。
最新の研究成果と知見を盛り込んだ、
まさに決定版といえる一冊です！

CONTENTS

Ⅰ　はじめに
小児の睡眠／小児の睡眠健康指導（乳幼児から6歳まで）

Ⅱ　小児の閉塞性睡眠呼吸障害の overview
耳鼻咽喉科の立場から／小児科の立場から

Ⅲ　小児睡眠呼吸障害の病態
小児の気道閉塞性／乳幼児睡眠と呼吸循環調節からみた乳幼児突然死症候群（sudden infant death syndrome：SIDS）／小児睡眠呼吸障害と成長／小児睡眠呼吸障害と循環器系，夜尿，胸部変形の影響／小児睡眠呼吸障害と顎顔面発達／小児睡眠呼吸障害の季節性変動／姿勢と睡眠呼吸障害／小児睡眠呼吸障害の影響（認知機能・発達の問題）

Ⅳ　鼻と睡眠呼吸障害
鼻と睡眠呼吸障害／鼻と通気性／小児睡眠呼吸障害とアレルギー性鼻炎／鼻呼吸障害の顎顔面への影響

Ⅴ　小児睡眠呼吸障害の疫学

Ⅵ　小児睡眠呼吸障害の診断
診断基準／質問紙（OSA-18）／問診／鼻咽頭の診察／ビデオ／画像診断① ―単純X線―／画像診断② ―CTの有用性―／酸素飽和度モニター／睡眠ポリグラフィ（polysomno-graphy：PSG）検査

Ⅶ　手術治療
アデノイド切除・口蓋扁桃摘出術の手術適応（年齢も含めて）／アデノイド切除・口蓋扁桃摘出術／麻酔管理／鼻手術／1～3歳の口蓋扁桃摘出術（免疫機能も含めて）／手術困難例／顎顔面手術（奇形，上顎骨急速拡大（RME）を含む）

Ⅷ　保存治療
n-CPAP 療法／内服治療／点鼻／補完的治療法としての口腔筋機能療法（Myofunctional therapy：MFT）の可能性

Ⅸ　周辺疾患
中枢性睡眠時無呼吸症候群／先天性疾患と睡眠呼吸障害／肥満と睡眠呼吸障害／軟骨無形成症児の睡眠呼吸障害／ダウン症候群と睡眠呼吸障害（舌下神経刺激も含む）／プライダー・ウィリー症候群／神経筋疾患と睡眠呼吸障害／重症心身障害児（者）と睡眠呼吸障害

Ⅹ　睡眠呼吸関連の略語，用語解説

Column
眠る前の環境を整えて，子どもの睡眠改善／子どもの睡眠不足症候群／子どものいびき相談／漏斗胸は睡眠時無呼吸症候群が原因？／中学生の夜尿症と睡眠時無呼吸症候群／睡眠時無呼吸症候群は遺伝するか？／夜驚症について／肺性心の例（私の忘れられない小児 SAS の出発点）／鼻茸による重症の睡眠時無呼吸症例／眠れない母親と空気清浄機／局所麻酔の口蓋扁桃摘出術／忘れられない子どもの例／手術直後にヒヤリとした一例／いびきがないとものたりない？／双子の OSA ／忘れ得ぬ症例　ムコ多糖症の睡眠呼吸障害／食べられない子どもと SDB ／ OSA 児鎮静の恐怖／保存療法が著効した乳児重症睡眠呼吸障害患者の母親からの手記

全日本病院出版会
〒113-0033 東京都文京区本郷 3-16-4　Tel：03-5689-5989
www.zenniti.com　　　　　　　　　　Fax：03-5689-8030

MB ENT, 258：25-30, 2021

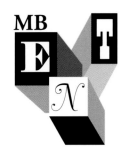

◆特集・耳鳴・難聴への効果的アプローチ

補聴器を用いた耳鳴治療

上野真史[*1]　新田清一[*2]

Abstract　補聴器による音響療法は，（教育的）カウンセリングや音源による音響療法を施行しても耳鳴が改善しない慢性耳鳴患者で，難聴の自覚がある症例に対し適応となる．治療の目的について詳細に説明したうえで治療開始とし，補聴器のフィッティングは難聴に対する方法と同じである．治療効果は THI（Tinnitus Handicap Inventory）や VAS（Visual Analogue Scale），自覚的改善度（5 段階評価）などの質問紙を用いて評価する．治療効果を得るためには十分な説明とカウンセリングのうえ，補聴器を適切にフィッティングし適合を得ることが重要である．本稿では慢性耳鳴患者に対する補聴器を用いた音響療法の治療効果と実際につき，本施設におけるデータや代表的な症例の提示をしながら解説する．

Key words　耳鳴（tinnitus），補聴器（hearing aid），ファンクショナルゲイン（functional gain），THI（Tinnitus Handicap Inventory），VAS（Visual Analogue Scale）

はじめに

耳鳴とは「明らかな体外音源がないにもかかわらず感じる異常な音感覚」であり，そのほとんどが患者自身のみ症状を自覚する自覚的耳鳴である[1]．耳鳴の罹患率は約 15～20% と報告されている[2)3)]が，難聴を有する人においてはさらに高い罹患率となり，最近の疫学調査では難聴を有する人の約 70% が耳鳴を有するとされている[4]．

現在治療の柱となっているのが，（教育的）カウンセリングと音響療法である．「聴覚路において，蝸牛障害などによる末梢の入力低下に伴い，聴覚中枢での神経活性が上昇することによって耳鳴が発生している」という耳鳴の発生メカニズムを考慮すると，末梢の入力低下が生じている周波数領域を中心に音を入れる音響療法が理に適っており[5]，周波数による出力の調整が可能な補聴器は音響療法に用いる治療器の主流となっている．加えて近年マスコミで取り上げられることもあり，

注目度が高まっている[6]．

本稿では，耳鳴に対する補聴器による音響療法の適応と実際につき，症例を提示しながら解説する．

補聴器による音響療法

1．補聴器による音響療法の適応の考え方

当科ではすべての耳鳴患者に対して，まず（教育的）カウンセリングを行う．説明の内容は，① 器質的疾患の有無，② 耳鳴発生のメカニズムと音響療法の意義，③ 耳鳴悪化のメカニズム，④ 治療とその意味，⑤ 経過・予後である．さらに，音源による音響療法を指導する．音源による音響療法は，「耳鳴が際立つような静かな環境を避け，なるべく音の豊富な環境を作る」ことを基本としている．使用する音源は，音楽や自然音が収録されているような CD，またはラジオの局間ノイズなどが基本だが，患者が好むもので良い．音量は耳鳴が少し聞こえる程度の音を指示する．

*1 Ueno Masafumi，〒 321-0974 栃木県宇都宮市竹林町 911-1　済生会宇都宮病院耳鼻咽喉科
*2 Shinden Seiichi，同，主任診療科長

音源による音響療法を施行しても耳鳴が改善しない，もしくはさらに治療を希望する患者に対し，補聴器などの治療器を用いた音響療法を行っている．音響療法で用いる治療器にはSG，SG付き補聴器，補聴器，人工内耳がある[7]．このうち，難聴の自覚（不自由）がある耳鳴患者を，補聴器による音響療法の適応としている．補聴器では十分に聴覚補償ができない高度〜重度難聴の場合は人工内耳による音響療法も治療の選択肢となるが，補聴器に比べると頻度は圧倒的に低い．

2．治療の実際
1）治療の目的についての詳しい説明
治療を開始する前に，まず治療の目的について詳細に説明する．

- 耳鳴そのものは病気ではない．耳鳴に対する誤った認知が問題となっている．
- この治療を通じて耳鳴に対する誤った認知を適切なものに変え，耳鳴による心理的苦痛や生活障害を改善させることが本治療の目的である．
- 耳鳴自体を消すことや小さくすることが目的ではない．耳鳴の消失にこだわるなら治療は行わない．

これらについて確認し同意を得たうえで，治療開始としている．

2）補聴器のフィッティング
補聴器のフィッティングは難聴に対する方法[8)9)]と同じである．開始から3ヶ月を初期調整期間として，その間はなるべく頻回（1〜2週間に1回）に調整を施行する．補聴器は貸出とし，装用は装用開始時から常用（起床時から就寝時まで）を基本とする．目標利得はハーフゲイン程度とし，装用開始時の利得はハーフゲインの70％程度として，再調整では1回3dB SPL以内で利得・出力を上げていく．利得が不十分だと効果は上がらないため，基本的に利得や出力を控えることや調整中に下げることはしない．適宜，補聴器適合検査を施行して，補聴器調整が適正となっていることを確認する．補聴器適合検査はファンクショナルゲインと語音明瞭度曲線の測定を基本としている．

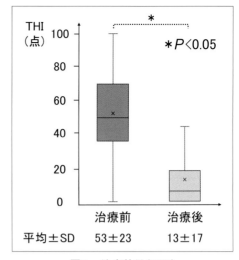

図1．治療効果（THI）

初期調整終了後，補聴器が適合していることを確認のうえ，患者に補聴器を購入するか判断してもらう．初期調整以降は3〜6ヶ月に1回の診察とする．なお，高機能な器種は必ずしも必要とはしない．むしろ雑音抑制や指向性などの機能は，周辺雑音の抑制や可聴範囲の縮小などを引き起こし，豊かな音環境を作るうえでマイナスになりやすいため，特に初期調整段階では使用に注意を要する[10]．

3）治療効果の評価
当科では Tinnitus Handicap Inventory（THI），耳鳴の自覚的な苦痛・大きさの Visual Analogue Scale（VAS），耳鳴の苦痛・大きさの自覚的改善度（悪化／不変／やや改善／著明改善／ほぼ消失）を用いて治療効果の評価を行っている．

3．補聴器による耳鳴治療効果
筆者らの施設にて2014年1月〜2019年9月に補聴器による音響療法を開始した慢性耳鳴患者428例につき，THI，VAS（苦痛・大きさ），自覚的改善度（苦痛・大きさ）を用いて治療効果について検討した．治療前と治療後（治療開始3ヶ月後）での結果を図1〜3に示す．治療前後において，THI，VAS（苦痛），VAS（大きさ）のすべてが有意に改善した．自覚的改善度（図3）においては，「やや改善」以上の改善を自覚した症例の割合は，苦痛については92％，大きさについては85％であった．

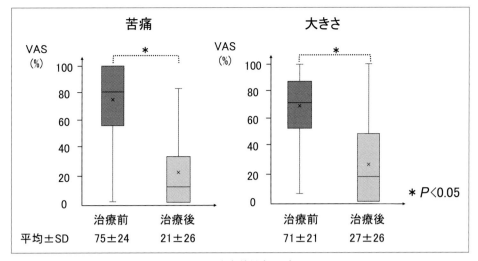

図2. 治療効果(VAS)

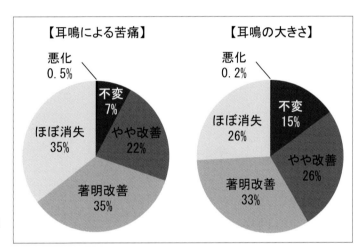

図3.
治療効果(自覚的改善度)

4．症例提示

代表的な症例を2例提示する.

1）両側難聴症例(70代，女性)

①現病歴

20年前より，特に誘因なく両側の耳鳴を自覚していた．医療機関は受診せず様子をみていたが，最近増大傾向となったため当科受診．耳鳴はジーという音で，常に鳴っている．体調が悪くなると耳鳴が増悪する．耳鳴のせいで言葉の聞き取りが悪いことが困っている．補聴器の使用歴はない．

②身体所見，検査所見(図4)

耳内所見：異常なし

純音聴力検査(4分法)：右41.3 dB，左48.8 dB

Hospital Anxiety and Depression Scale (HADS)：11点

THI：82点，VAS(苦痛)：100％，VAS(大き

さ)：50％

③経　過

(教育的)カウンセリングを施行し，音源による音響療法を指導．しかし，さらなる治療を希望され，聞き取りの不自由もあることから補聴器による音響療法の適応と判断した．治療の目的について詳細に説明し，同意を得て治療開始となった．

補聴器の初期調整は順調に経過し，初期調整終了の時点で適合を確認した(図5)．その時点で購入を希望され，両耳に耳かけ型補聴器(イヤモールド付き)を購入した．治療開始後，耳鳴が苦痛ではなくなったとともに，聞き取りの不自由も改善された．表1のように，THI，VAS，自覚的改善度ともに著明に改善を認めた．

患者の訴えは，治療開始前は「耳鳴がうるさい」など，耳鳴に対する訴えが主であった．しかし，

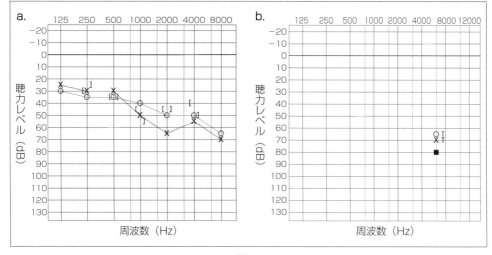

図4.

a：純音聴力検査

b：耳鳴検査

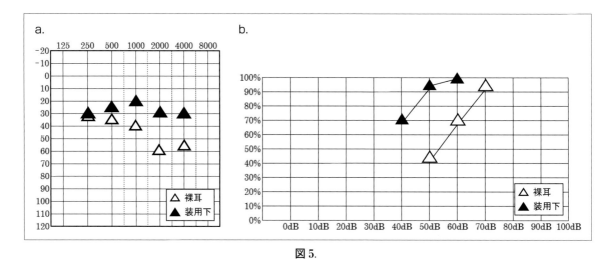

図5.

a：適合検査(ファンクショナルゲイン)

b：適合検査(語音明瞭度曲線)

表1. 補聴器による音響療法の治療効果

	治療前	治療後
THI	82点	12点
VAS(苦痛)	100%	4%
VAS(大きさ)	50%	6%
自覚的改善度(苦痛)		ほぼ消失
自覚的改善度(大きさ)		著明に改善

初期調整期間中は「食器の音が響いてうるさい」など，補聴器の音の響きに関する訴えに変化していき，初期調整終了後には補聴器を装用すれば耳鳴も気にならなくなり，聞き取りも改善し満足されていた．

2）一側性難聴例(70代，男性)

① 現病歴

2年前に左急性感音難聴に罹患．他院でステロイド製剤を含めた治療を施行も改善しなかった．それ以降から左の耳鳴と難聴を自覚．耳鳴はブーンという音で，常に鳴っている．耳鳴のせいでイライラし，物事に集中できないことが困っている．左方向から呼びかけられても気づかないことも困っている．補聴器の使用歴はない．

② 身体所見，検査所見(図6)

耳内所見：異常なし

純音聴力検査(4分法)：右12.5 dB，左80.0 dB

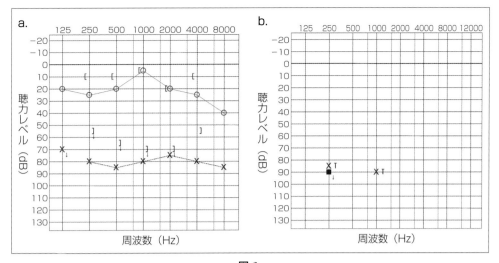

図 6.
a：純音聴力検査
b：耳鳴検査

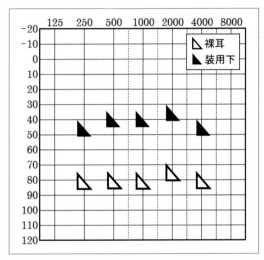

図 7. 適合検査（ファンクショナルゲイン）

HADS：14 点

THI：84 点，VAS（苦痛）：100%，VAS（大きさ）：50%

③ 経 過

症例 1 と同様に，補聴器による音響療法開始となった。

初期調整終了後，補聴器の適合を確認し（図 7），左耳に耳かけ型補聴器（イヤモールド付き）の購入を希望した。訴えについても，初期調整中は症例 1 と同様に補聴器の音の響きに対する訴えに変化し，治療開始後には補聴器を装用すれば耳鳴はほとんど自覚しなくなった。

表 2. 補聴器による音響療法の治療効果

	治療前	治療後
THI	84 点	30 点
VAS（苦痛）	100%	30%
VAS（大きさ）	50%	26%
自覚的改善度（苦痛）		やや改善
自覚的改善度（大きさ）		やや改善

治療後，耳鳴による苦痛は改善され，聞こえについても，音の方向覚の改善が得られた。表 2 のように，THI，VAS，自覚的改善度ともに改善を認めた。

まとめ

両側難聴の症例と一側性難聴の症例を 1 例ずつ提示したが，両者ともに補聴器による音響療法により耳鳴による苦痛の改善が得られた。また，聞こえについても，両側難聴では聞き取り，片側難聴例では音の方向覚の改善が得られた。勿論個人差はあるものの，図 8 のように，治療開始前は耳鳴に関する訴えが主であったのが，初期調整中は補聴器の音に関する訴えに変化していき，時間経過とともに耳鳴に関する訴えが減っていくことが多い。治療開始後は医師側から聞いて初めて耳鳴に関する訴えを述べるようになる患者も少なくない。

しかし，補聴器を装用すればよいというわけではない。治療開始前に（教育的）カウンセリングを

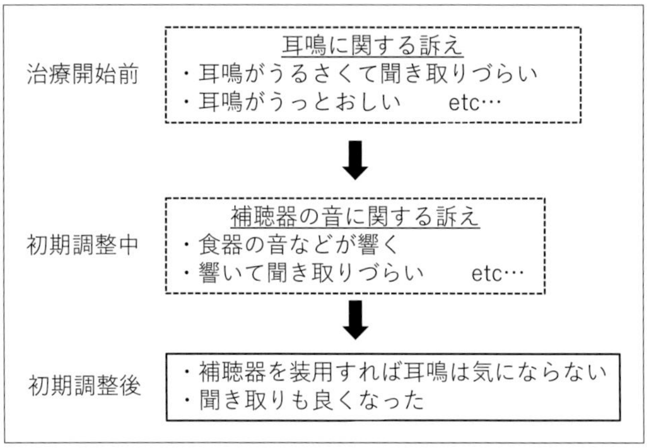

図 8. 患者の訴えの典型的な経過

適切に行うことで耳鳴に対する正しい知識を持ってもらい，かつ治療の目的について詳細に説明し，「耳鳴を消すこと」が目的ではないことを理解してもらうことが重要である．特に「耳鳴を消すこと」に強くこだわる症例は，治療効果が得られにくい傾向にあるため，そのような症例に対しては（教育的）カウンセリングと補聴器による音響療法の目的についての説明を繰り返し行っていく必要がある．

また，補聴器の適切なフィッティングを施行し適合を得ることも重要である．補聴器の調整中，患者が利得を上げることを好まず調整が進まないことも多い[11]．その結果，ファンクショナルゲイン不足になると，患者の満足度が不十分なことが多いという報告もある[12]．補聴器の適切なフィッティングのためにも，治療開始前・治療中の十分なカウンセリングと説明が必要不可欠である．

引用文献

1) 一般社団法人 日本聴覚医学会（編）：耳鳴診療ガイドライン 2019 年版：8-18. 金原出版, 2019.

2) Baguley D, Macferran D, Hall D：Tinnitus. Lancet, **382**：1600-1607, 2013.

3) Michikawa T, Nishiwaki Y, Kikuchi Y, et al：Prevalence and factors associated with tinnitus：a community-based study of Japanese elders. J Epidemiol, **20**：271-276, 2010.

4) 小川 郁：補聴器の進歩と聴覚医学「補聴器による耳鳴の音響療法」. Audiol Jpn, **61**：50-56, 2018.
   Summary 補聴器を用いた音響療法はサウンドジェネレーターより有効であると報告されている．その有効性についてのエビデンスは未だ多くはないが，一定の臨床的意義があると考えられる．

5) 新田清一：耳鳴り治療ツール ちょっと便利な診療ツール. JOHNS, **30**(5)：571-574, 2014.

6) 高橋真理子：補聴器による耳鳴抑制 進化する補聴器診療. JOHNS, **33**(4)：473-476, 2017.

7) 小川 郁：第 6 章 聴覚異常感の中枢性制御 Ⅳ. 音響療法：169-189, 聴覚異常感の病態とその中枢性制御. SPIO 出版, 2013.

8) 新田清一：補聴器フィッティングの ABC. 耳喉頭頸, **87**：302-309, 2015.

9) 新田清一，鈴木大介：ゼロから始める補聴器診療. 中外医学社，東京, 2016.

10) 鈴木大介，新田清一：4. 補聴器フィッティング 現場での対応 Q16 補聴器の耳鳴に対する効果は？ MB ENT, **144**：83-86, 2012.

11) 三宅杏季，柘植勇人，加藤大介ほか：耳鳴診療における課題と対策—音響療法とカウンセリング，言語聴覚士の役割—. Audiol Jpn, **63**：149-156, 2020.
   Summary 耳鳴診療においては補聴器の調整手法の工夫と段階的なカウンセリングが重要であり，医師や言語聴覚士などの診療スタッフの連携が肝要である．

12) 柘植勇人：耳鳴・聴覚過敏の治療 音響療法. JOHNS, **35**(1)：5-9, 2019.

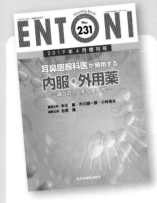
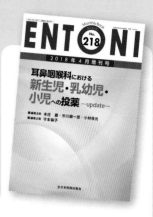

MB ENT, 258：32-38, 2021

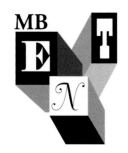

◆特集・耳鳴・難聴への効果的アプローチ

楽音性耳鳴(音楽幻聴症)

御子柴卓弥[*1]　新田清一[*2]　鈴木大介[*3]

Abstract　音楽幻聴とは，外部からの音刺激がないのに歌や旋律が自然に聞こえる現象である．楽音性耳鳴とは，音楽幻聴のうち精神疾患を伴わないものを指す．楽音性耳鳴は耳鳴患者の0.47％に認められ，難聴・加齢・女性の症例に多い．楽音性耳鳴症例に対し，純音または雑音の耳鳴と同様，耳鳴について詳細に説明したうえで補聴器による音響療法を行うことで，症状を改善できる可能性がある．音楽幻聴を訴える症例に対し，「音楽幻聴＝精神疾患」と即断せず，十分な問診や聴力評価を行う必要がある．精神疾患の関与が否定的である場合には楽音性耳鳴と判断し，耳鼻咽喉科医が中心となり診療に携わることが望ましい．

Key words　音楽幻聴(musical hallucination)，楽音性耳鳴(musical tinnitus)，音響療法(sound therapy)，補聴器(hearing aid)，難聴(hearing loss)

はじめに

音楽幻聴とは，外部からの音刺激がないにもかかわらず歌や旋律が自然に聞こえる現象である．音楽幻聴を訴える患者の背景に，統合失調症やうつ病・強迫性障害などの精神神経科疾患，脳腫瘍や脳血管障害などの脳病変，てんかん，薬物中毒(以下，精神疾患)，難聴などが存在すると報告されている[1)~3)]．一方で，耳鼻咽喉科を受診する耳鳴患者の中にも音楽幻聴を訴える症例が稀に存在する．我々は，当科を受診した音楽幻聴症例につき検討したところ，全例で精神疾患の合併を認めておらず，臨床像についても精神疾患に伴う音楽幻聴とは異なることを示した[4)]．さらに，耳鳴の詳細な説明と補聴器による音響療法が音楽幻聴に対して有効な治療法であることを示した．よって，精神疾患を伴わない音楽幻聴を精神疾患に伴う音楽幻聴と区別すべきであると考え，精神疾患を伴わない音楽幻聴を「楽音性耳鳴」と定義した(図1)．

本稿では，まず，楽音性耳鳴と精神疾患に伴う音楽幻聴との臨床像の相違点について述べる．続いて，楽音性耳鳴に対する耳鳴の説明と補聴器による音響療法の効果について述べ，その実際の経過について症例を提示する．

楽音性耳鳴の臨床像

2011年1月～2018年10月までに当科を受診した耳鳴患者4,882例のうち，楽音性耳鳴を訴えた患者は23例(0.47％)であった．精神疾患に伴う音楽幻聴と楽音性耳鳴の相違点を表1に示す．

平均年齢は，精神疾患に伴う音楽幻聴が50～68歳[3)]と報告されているのに対して，楽音性耳鳴は71±12歳とより高齢者に多かった．性差は，精神疾患に伴う音楽幻聴の女性の比率が35～68％[3)5)]と報告されているのに対して，楽音性耳鳴は男女比2：21と91％が女性であった．難聴は，音楽幻聴全体で34.8％と報告されているのに対して，楽音性耳鳴では1例を除く22例(96％)で両側感音難

[*1] Mikoshiba Takuya, 〒160-8582 東京都新宿区信濃町35　慶應義塾大学医学部耳鼻咽喉科学教室，助教
[*2] Shinden Seiichi, 慶應義塾大学医学部耳鼻咽喉科学教室／済生会宇都宮病院耳鼻咽喉科，主任診療科長
[*3] Suzuki Daisuke, 慶應義塾大学医学部耳鼻咽喉科学教室／済生会宇都宮病院耳鼻咽喉科

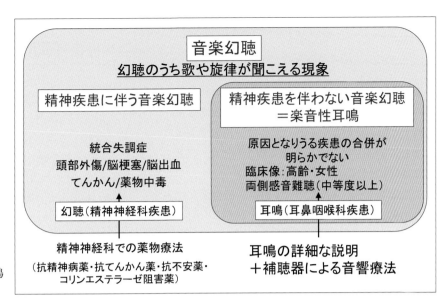

図 1.
音楽幻聴と楽音性耳鳴

表 1. 精神疾患に伴う音楽幻聴と楽音性耳鳴の臨床像の違い

	精神疾患に伴う音楽幻聴	楽音性耳鳴
原因	統合失調症／頭部外傷／脳梗塞／脳出血／てんかん／薬物中毒など	難聴以外の明らかな原因疾患を認めず
年齢	50〜68 歳	平均71±12歳と高齢
性差	35〜68％が女性	91％が女性
難聴	音楽幻聴全体で 34.8％	96％で両側感音難聴
病識	病識のない症例もあり	全例で病識あり
薬物療法	一定の効果あり	効果が乏しい

聴を認めた．病識のある症例は音楽幻聴全体で73％程度[6]と報告されているのに対し，楽音性耳鳴では全例で病識を認めた．精神神経科領域の薬物療法は，精神疾患に伴う音楽幻聴に対しては一定の効果を示す一方で，楽音性耳鳴では効果を実感していた症例は 1 例も認めなかった．

　以上のように，楽音性耳鳴は精神疾患に伴う音楽幻聴とは異なる臨床像を呈する．そのため，病因や病態に関しても異なる可能性が示唆される．楽音性耳鳴の発生機序は不明だが，その臨床像から，難聴・加齢・女性が発生に関与する因子と推測される．

楽音性耳鳴に対する治療

　音楽幻聴に対して確立された治療法はないものの，抗精神病薬や抗てんかん薬，抗不安薬，アセチルコリンエステラーゼ阻害薬などを用いた薬物療法が従来行われてきている．精神疾患に伴う音楽幻聴には一定の効果を示す一方で，楽音性耳鳴には十分な効果があるとはいえない[2]．よって，楽音性耳鳴に対する治療は，精神疾患に伴う音楽幻聴に対する治療とは区別して検討すべきである．

　当科における楽音性耳鳴症例のうち，耳鳴の説明と補聴器による音響療法を希望し，3 ヶ月以上継続した症例は11例であった．全例両側中等度以上の感音難聴を認めており，全例両耳装用で治療

を開始した．耳鳴の説明と補聴器による音響療法は純音または雑音の耳鳴(以下，無意味音の耳鳴)への対応と同様に行った[7]．

　治療効果の評価は，Tinnitus Handicap Inventory(THI)，耳鳴の自覚的大きさ・苦痛の Visual Analogue Scale(VAS)(以下，VAS(大きさ)，VAS(苦痛))，耳鳴の大きさ・苦痛の自覚的改善度(5 段階評価：悪化／不変／やや改善／著明改善／ほぼ消失)(以下，自覚的改善度(大きさ)，自覚的改善度(苦痛))を用いて行い，治療前と治療3 ヶ月後および最終受診時を比較し評価した．THI，VAS(大きさ)，VAS(苦痛)の評価については，患者は初診の時点で大きさや苦痛などが無意味音の耳鳴によるものか楽音性耳鳴によるものか厳密に区別できていないと思われたため，無意味音の耳鳴と楽音性耳鳴の両者を合わせたものとして評価した．楽音性耳鳴単独の大きさ・苦痛を合わせた症状の自覚的変化についても 5 段階評価で治療前と最終受診時を比較し，さらに最終受診時

に治療による具体的な変化の内容につき記述形式での回答も合わせて検討した．解析は反復測定による一元配置分散分析を行い，有意な結果であった場合に Tukey 法による多重比較を行った．有意水準は 5% とした．

結果を図 2〜6 に示す．THI 値は，治療前と比較し治療 3 ヶ月後と最終受診時でそれぞれ，61±24→24±20→13±13 と有意に低下しており（F=30.898, $P<0.001$），全例で改善していた（図 2）．Tukey 法による多重比較では，治療前と治療 3 ヶ月後，治療前と最終受診時の間に有意差を認めた（いずれも $P<0.001$）．VAS（大きさ）は，治療前と比較し治療 3 ヶ月後と最終受診時でそれぞれ，74±23→35±26→41±23 と有意に改善しており（F=13.413, $P<0.001$），Tukey 法による多重比較では，治療前と治療 3 ヶ月後，治療前と最終受診時の間に有意差を認めた（それぞれ $P<0.001$, $P=0.002$）．VAS（苦痛）は，治療前と比較し治療 3 ヶ月後と最終受診時でそれぞれ，87±24→36±31→29±29 と有意に改善しており（F=17.830, $P<0.001$），Tukey 法による多重比較では，治療前と治療 3 ヶ月後，治療前と最終受診時の間に有意差を認めた（それぞれ $P=0.016$, $P=0.005$）（図

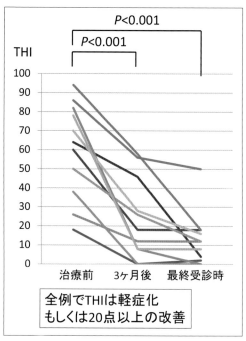

図 2. 無意味音の耳鳴と楽音性耳鳴の THI の変化

3）．自覚的改善度（大きさ）は治療 3 ヶ月後で著明改善以上が 6 例（55%），やや改善以上が 8 例（73%）であり，最終受診時で著明改善以上が 7 例（64%），やや改善以上が 9 例（82%）であった（図 4）．自覚的改善度（苦痛）は治療 3 ヶ月後で著明改善以上が 6 例（55%），やや改善以上が 8 例（73%）であり，最終受診時で著明改善以上が 7 例（64%），

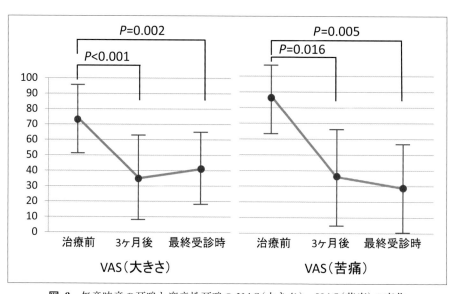

図 3. 無意味音の耳鳴と楽音性耳鳴の VAS（大きさ）・VAS（苦痛）の変化

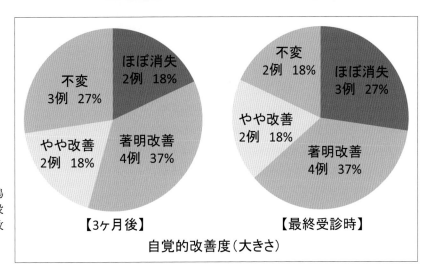

図 4.
無意味音の耳鳴と楽音性耳鳴の大きさの自覚的改善度(5段階評価：悪化／不変／やや改善／著明改善／ほぼ消失)

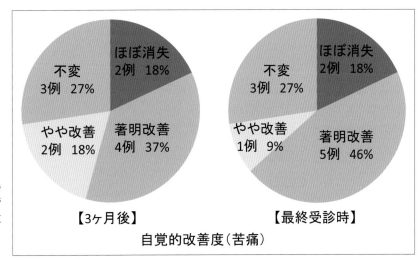

図 5.
無意味音の耳鳴と楽音性耳鳴の苦痛の自覚的改善度(5段階評価：悪化／不変／やや改善／著明改善／ほぼ消失)

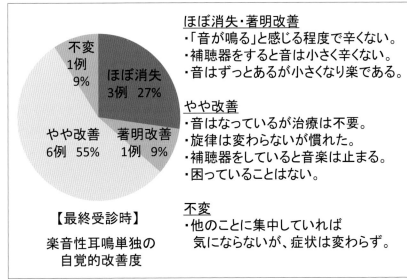

図 6.
楽音性耳鳴単独の自覚的改善度(5段階評価：悪化／不変／やや改善／著明改善／ほぼ消失)と治療後の具体的な変化

やや改善以上が8例（73%）であった（図5）．楽音性耳鳴単独の自覚的改善度は治療前と最終受診時を比較し，著明改善以上が4例（36%）と，無意味音の耳鳴と楽音性耳鳴を合わせた評価と比較すると低い結果であったが，やや改善以上は10例（91%）と高い結果であった（図6）．治療による具体的な変化についての記述形式での回答は，歌や旋律は変わらずあるものの，大きさや苦痛は軽快したといった経過が多かった．

以上のように，耳鳴の説明と補聴器による音響療法は楽音性耳鳴に対して有効な治療法であると考えられる．治療効果はやや改善以上の症例が約90%であり，純音や雑音の耳鳴（無意味音の耳鳴）に対する治療効果と概ね一致していた[8]．また，楽音性耳鳴に対する治療経過として，歌や旋律は消失しないものの大きさや苦痛は軽快するといった経過をとる症例が多く，無意味音の耳鳴に対する治療経過と類似していた[9]．

症例提示

症例1：楽音性耳鳴単独の自覚的改善度：著明改善

症例は62歳，女性．以前より両側難聴を自覚しており，15年前に悪化したため，補聴器販売店で耳掛け型補聴器を購入し両耳に装用していた．13年前から無意味音の耳鳴（500 Hzのバンドノイズ）とともに頭の中で太鼓や津軽三味線のような知らない旋律が流れるようになった．無意味音の耳鳴と旋律が苦痛であり，複数の耳鼻咽喉科を受診したものの症状自体を理解してもらえず，精神神経科受診を勧められた．3年前に他院で抗てんかん薬を処方されたが治療効果は実感できなかった．無意味音の耳鳴および旋律が流れていることが苦痛であり，生きているのがつらいと思うほどであった．また，頭の中で旋律が流れていることについて，自分の頭がおかしいのだと思い苦痛を感じていた．症状改善を希望し当科を受診した．平均聴力レベル（4分法）は右73 dB，左86 dBと両側高度難聴を認めた（図7）．初診時のTHI値，

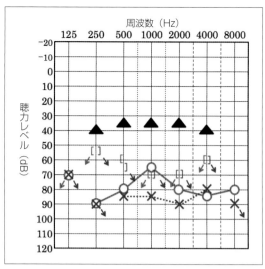

図7．症例1のオージオグラムと治療3ヶ月後の装用閾値

VAS（大きさ），VAS（苦痛）はそれぞれ82，83，88であった．耳鳴についての詳細な説明を行い，両耳装用で補聴器による音響療法を開始したところ，治療1ヶ月後に無意味音の耳鳴による大きさ・苦痛は軽快し，旋律は聞こえるものの大きさは小さくなった．言葉の聞き取りは改善してきているがまだ十分ではないため，聞き取りの改善を強く希望されるようになり，無意味音の耳鳴および楽音性耳鳴の改善の訴えはほとんどなくなった．この時点で抗てんかん薬を中止したが楽音性耳鳴が悪化することはなかった．さらに補聴器の調整を行い，治療3ヶ月後に装用閾値は5周波数平均で37 dB HLとなり（図7），THI値は8と改善し，VAS（大きさ）・VAS（苦痛）はともに0と改善を認めた．旋律は持続しているものの補聴器をしていると気にならなくなり，自覚的大きさは著明に改善，苦痛はほぼ消失した．聞き取りもよく，生活での不自由の訴えはほぼなくなった．治療開始後33ヶ月経過した時点で，旋律を自覚しているものの苦痛なく生活できている．

症例2：楽音性耳鳴単独の自覚的改善度：不変

症例は78歳，女性．幼少期より右耳の難聴を自覚していたが，4年前から左耳の難聴の進行を自覚するようになった．同時期から無意味音の耳鳴

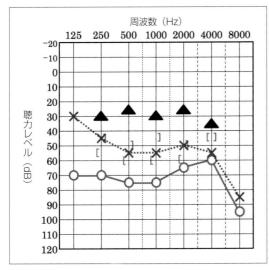

図 8. 症例 2 のオージオグラムと
治療 3 ヶ月後の装用閾値

（純音＋ホワイトノイズ）とともに右耳からドレミ
の歌に似た音楽が流れるようになった．難聴，無
意味音の耳鳴に加え歌が流れることを苦痛に感じ
ており，複数の耳鼻咽喉科・神経内科を受診し，
抗不安薬を処方されたものの症状は改善しなかっ
た．症状改善を希望し当科を受診した．平均聴力
レベル（4 分法）は右 72.5 dB，左 53.8 dB であっ
た（図 8）．初診時の THI 値，VAS（大きさ），VAS
（苦痛）はそれぞれ 86，90，100 であった．耳鳴に
ついての詳細な説明を行い，両耳装用で補聴器に
よる音響療法を開始した．治療 1 ヶ月後の時点で
無意味音の耳鳴に対する訴えはなくなり，音楽は
流れているもののそこまで気にならなくなった．
診察時の主な訴えは聞き取りの改善に関すること
であった．治療 3 ヶ月後に装用閾値は 5 周波数平
均で 29 dB HL となり（図 8），聞き取りは良くなっ
てきているが近所の雑音まで聞こえてしまい困っ
ているとのことであった．THI 値，VAS（大き
さ），VAS（苦痛）は，それぞれ 56，69，80 と依然
としてやや高値だが改善傾向で，無意味音の耳鳴
と音楽についてはそこまで困っていないとのこと
であった．治療開始後 35 ヶ月経過した現在，音楽
は会話している時を除き常に流れているが，他の
ことに集中していれば気にならなくなった．

　楽音性耳鳴の治療経過として，歌や旋律は消失
しないものの大きさや苦痛は軽快していくといっ

た経過がほとんどであった．症例によって自覚的
改善度の差はみられるものの，いずれも概ね同様
の経過を辿っていた．

音楽幻聴を訴える患者に対して
耳鼻咽喉科医が果たすべき役割

　まず，精神疾患に伴う音楽幻聴を明確に区別す
る必要がある．精神症状や病識の有無，精神疾患
の既往の有無といった問診を適切に行い，判断に
迷う場合は精神神経科へのコンサルテーションを
考慮する．精神疾患の関与が否定的と判断した場
合，楽音性耳鳴として対応する．楽音性耳鳴に対
して精神神経科での薬物療法は十分な効果がある
とはいえず，耳鼻咽喉科医が中心となって診療に
あたる必要がある．難聴を認めた場合，耳鳴の説
明と補聴器による音響療法を行うことで症状を改
善できる可能性がある．音楽幻聴を訴える症例に
対し，「幻聴」という名称から「音楽幻聴＝精神疾
患」と即断し，十分な問診や聴力評価を行わずに
精神神経科へ紹介することは厳に慎まなければな
らない．また，難聴を伴う病識のないアルツハイ
マー型認知症の症例においても補聴器装用により
音楽幻聴が軽減したとの報告もある[10]．精神疾患
を伴う音楽幻聴症例に対しても，難聴を伴う場
合，耳鳴の説明と補聴器による音響療法が有効な
治療法である可能性も示唆される．精神神経科で
の治療効果が乏しい場合，耳鳴の説明と補聴器に
よる音響療法を行うことも今後検討の余地がある．

引用文献

1) 鵜飼　聡：音楽性幻聴—その発症機序—．臨床
　　精神医学，**41**（6）：739-744, 2012.
　　Summary 音楽幻聴は外部からの音刺激がな
　　いにもかかわらず，歌や旋律が自然に聞こえて
　　くる現象である．その背景疾患として精神疾患
　　や難聴が挙げられる．
2) Coebergh JA, Lauw RF, Bots R, et al：Musical
　　hallucinations：review of treatment effects.
　　Front Psychol 2015 Jun 16；6：814. doi：
　　10.3389/fpsyg.2015.00814. eCollection 2015.

3) Evers S：Musical hallucinations. Curr Psychiatry Rep, **8**(3)：205-210, 2006.

4) 御子柴卓弥，新田清一，中山梨絵ほか：音楽幻聴(楽音性耳鳴)に関する臨床的検討〜臨床像と補聴器による音響療法の治療効果〜．Audiol Jpn, **62**：315-325, 2019.
   Summary 精神疾患を伴わない音楽幻聴の臨床像として難聴・加齢・女性が挙げられる．その治療には耳鳴の説明と音響療法が有効である．

5) Hermesh H, Konas S, Shiloh R, et al：Musical hallucinations：prevalence in psychotic and nonpsychotic outpatients. J Clin Psychiatry, **65**(2)：191-197, 2004.

6) Berrios GE：Musical hallucinations. Br J Psychiatry, **156**：188-194, 1990.

7) 斎藤　真，新田清一，鈴木大介ほか：補聴器診療における定期的・長期的な聴覚管理の意義について．Audiol Jpn, **58**：660-665, 2015.

8) 新田清一，鈴木大介，坂本耕二ほか：補聴器による音響療法を施行した慢性耳鳴患者 500 例の検討．Audiol Jpn, **60**(5)：401, 2017.
   Summary 耳鳴に対し詳細な説明と補聴器による音響療法を行うことで，耳鳴の自覚的大きさや苦痛は有意に改善する．改善率は 9 割程度で，著明改善以上の症例は 2/3 程度である．

9) 鈴木大介，新田清一：補聴器フィッティング現場での対応　Q16 補聴器の耳鳴に対する効果は？　MB ENT, **144**：83-86, 2012.

10) 上田英樹，北林百合之介，成本　迅ほか：アルツハイマー病における音楽幻聴—症候学的および神経心理学的考察を中心に—．老年精医誌，**13**：209-214, 2002.

MB ENT, 258：39-43, 2021

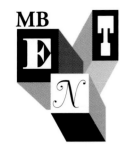

◆特集・耳鳴・難聴への効果的アプローチ

難聴へのアプローチと認知症

内田育恵*

Abstract 難聴へのアプローチを認知症リスク軽減につなぐために，難聴が認知症のリスクとなるメカニズムの詳細を理解する必要がある．本稿では言葉の聴取のために活動する脳の機能や，聴覚認知処理と認知症病理の関連についての最新の総説を紹介し，難聴へのアプローチである補聴器や人工内耳の，認知機能への効果を検討した種々の研究結果を概説した．現時点での結論としてはエビデンス不足により「補聴器使用は認知機能低下や認知症のリスク軽減のために推奨される」とはいえないが，難聴へのアプローチは認知機能に対して保護的に作用する可能性は示唆されている．

Key words 認知機能低下(cognitive decline)，認知症(dementia)，内側側頭葉(medial temporal lobe)，補聴器(hearing aid)，人工内耳(cochlear implant)

はじめに

人口高齢化に伴い認知症患者数は世界規模で増加しており，認知症対策を掲げる国際的な活動が活発化してきている．2017年の第70回世界保健総会でWHO加盟国によって採択された『Global action plan on the public health response to dementia 2017-2025(認知症に対する公衆衛生対応に関する世界行動計画2017-2025)』のターゲットの1つは，dementia risk reductionであり，難聴もリスクとして取り上げられている．2019年に公開された『Risk reduction of cognitive decline and dementia WHO Guidelines(認知機能低下と認知症のリスク低減に関するWHOガイドライン)』[1]の中で難聴の管理に関する項では，「認知機能低下／認知症のリスク軽減のために，補聴器使用を推奨するというエビデンスは，まだ不十分」としているが，難聴への早期対処のためにスクリーニングは必要としている．高齢難聴者の聞こえの不便を最小限におさえ，日常生活機能や生活

の質を改善させる目的で，補聴器は難聴の治療選択肢として推奨されている．

本稿では，難聴が認知症のリスクとなるメカニズムについて，海馬を含む内側側頭葉の聴覚認知処理と認知症病理との間の重要な相互関係に基づいてNeuron誌に掲載された最新の知見[2]を紹介し，難聴に対するアプローチとしての補聴器，人工内耳の効果に関して概説する．

脳の聴覚認知処理と認知症病理

我々が日常，言葉を聞き取り会話を交わす，この何気ない行為の過程で脳の様々な領域の機能を駆使していることが少しずつわかってきている．角南らは，論説『言葉を聞く脳』の中で，音声言語の認知，内容理解のために必要な神経機構，雑音下での音声聴取などについて概説している[2]．たとえば，雑音下での言葉の聞き取りでは，背景雑音の状態など種々の要因が関与しながら聴覚経路の多くの部位で干渉が行われている．視床では聴覚皮質への情報流入をコントロールして背景雑

---

* Uchida Yasue, 〒480-1195 愛知県長久手市岩作雁又1-1 愛知医科大学耳鼻咽喉科，准教授

音から聞くべき音を抽出すると推定されており，雑音により音声情報が欠けた部分を補う補完の働きにはブローカ野が寄与している可能性や，聴取した言語が曖昧な時には一次聴覚野が一定時間情報を保持して将来の入力と統合し，過去に聴取した音知覚を決定するなどの知見が紹介されている．その他，この論説内では，音源定位や音源識別，文章の意味理解など多くの聴取行動の神経機構が解説されているが，音声言語を正しく聞きとり理解するための脳領域間のやり取りの詳細は，いまだわかっていないことが多いともされている．

難聴が認知症のリスクになるメカニズムを理解するためには，蝸牛の機能低下と捉えられている現象の背後に，実に多くの脳機能や神経機構の変容が包含されていることを知る必要があるだろう．

Griffiths らは Neuron 誌で，難聴がいかに異常な活動を介して認知症のリスクになりうるかという脳の活動を基盤にしたメカニズムを4つ提唱した[3]．① 共通病因(common pathology)，② 乏しい聴覚入力(impoverished imput)，③ 認知資源の占有(occupation of cognitive resources)，④ 機能-病理相互作用(function-pathology interaction)を図1に示す．ヒトの海馬は，様々なタイプの音の分析の際に活発に働くとされ，この総説内では，ノイズ下の語音などの劣化した音声を分析するときに海馬が関与することを支持するいくつかの研究が紹介されている．ノイズ下の音声を聞きとるときには，似た特徴をもつ音に対してワーキングメモリを働かせることにより，音の分離を容易にするなどの作業をする．難聴があることで，音声とノイズの分離が困難になると，聴覚パターン分析とワーキングメモリメカニズムがより活発になる可能性があり，劣化した音声聴取では，海馬を含む内側側頭葉活動が増加する．特に，彼らが支持するメカニズムは4で，劣化した音声，困難な聴取条件での聞き取りを強いられることにより，聴覚認知処理が増加し，内側側頭葉のニューロンの過活動，神経変性，神経伝達物質の受容体やシナプス可塑性の変化などが引き起こさ

れ，タウ沈着などのアルツハイマー病(AD)病理の出現や悪化といった相互作用がもたらされるというメカニズムである．

さらに，聴力を回復させる介入をした場合の効果は，この4つのメカニズムごとに異なると考察している．メカニズム1では例えば血管障害がある場合，聴力の回復が認知の改善につながることはない．メカニズム2は機能的，解剖学的に不可逆的な脳の変化を含むため，構造的な変化が生じるより前に，社会的交流が保てるよう十分な聴覚補償がもたらされた場合はリスクを低減することができる．メカニズム3では認知資源の過負荷によって引き起こされるため，聴力の回復により，リスクの低減と認知の改善の両方が達成できるが，Griffiths らはこのメカニズム3は有力候補ではないと考えている．メカニズム4では，早期の聴力回復は海馬の正常な活動の回復になり認知症リスクを減らすことができるが，難聴への介入に至るまでの病脳期間によって効果は異なり，介入が遅ければ，皮質変性の進行が止められない可能性があるとした．

補聴器と認知機能

前出の WHO ガイドラインで述べられているように，補聴器使用が認知機能低下を予防するまたは認知症発症を抑制または遅延させるという十分なエビデンスは得られていない．高齢難聴者の認知症発症に対する補聴器の効果を，ランダム化比較で評価する世界初の試みが，Aging and Cognitive Health Evaluation in Elders(ACHIEVE)研究として，2018年より米国で進行中である[4]．これは70〜84歳の850人の高齢者を対象とした大規模研究で，難聴のある高齢者を，補聴器と聴覚リハビリテーションを組み合わせた群と健康教育プログラム群に無作為に割り付け，3年間の認知機能，心身機能を追跡する研究であり，結果に期待が寄せられている．

介入研究ではないが，近年，比較的規模の大きな集団に対する観察研究や後ろ向き研究で，非認

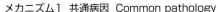

メカニズム1　共通病因　Common pathology

AD病理

血管障害

PAC
AAC
MGB
IC
MTL
CN
Cochlea

聴覚補償の認知症
リスクへの効果
➡ リスク存続

メカニズム2　乏しい聴覚入力　Impoverished imput

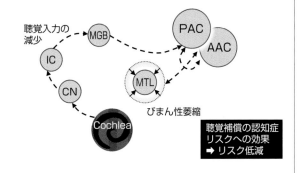

聴覚入力の
減少

MGB
IC
CN
MTL
PAC
AAC
Cochlea

びまん性萎縮

聴覚補償の認知症
リスクへの効果
➡ リスク低減

メカニズム3　認知資源の占有　Occupation of cognitive resources

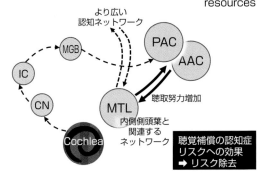

より広い
認知ネットワーク

MGB
IC
CN
PAC
AAC
MTL
Cochlea

聴取努力増加

内側側頭葉と
関連する
ネットワーク

聴覚補償の認知症
リスクへの効果
➡ リスク除去

メカニズム4　機能-病理相互作用　Function-pathology interaction

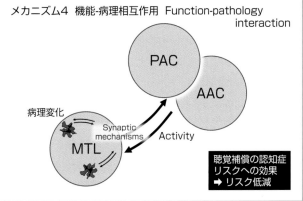

PAC
AAC

病理変化

Synaptic
mechanisms

Activity

MTL

聴覚補償の認知症
リスクへの効果
➡ リスク低減

図 1．難聴と認知症の関連について考えられるメカニズム

メカニズム1：血管障害などの共通病因が難聴にも認知症にも作用する
メカニズム2：乏しい聴覚入力が聴覚野と海馬の脳構造の変化と認知予備能低下につながる
メカニズム3：より高次の認知活動を行うネットワーク内の認知資源を，ノイズ下で会話を聞き取るために脳活動が増加する際に流用し，他の認知活動と競合する
メカニズム4：困難な聴取を続けると，MTL において聴覚認知処理の増加と AD 病理変化が相互作用し，神経伝達物質受容体やシナプス可塑性の変化につながっていく

AAC；auditory association cortex（聴覚連合野），　CN；cochlea nucleus（蝸牛神経核），　IC；inferior colliculus（下丘），
MGB；medial geniculate body（内側膝状体），　MTL；medial temporal lobe（内側側頭葉），　PAC；primary auditory
cortex（一次聴覚野），　AD；Alzheimer's disease（アルツハイマー病）
（文献 3 より改変）

知症難聴者を対象とした補聴器使用の認知機能への効果が様々なデザインで示されているのでいくつか紹介する．

　米国 Health and Retirement Study（HRS）コホートからは，追跡開始時 50 歳以上の対象者で追跡期間中に新規に補聴器を使い始めた 2,040 人（平均年齢 62.8 歳）が抽出され，補聴器使用開始前と開始後の 10 単語の即時および遅延再生によるエピソード記憶の結果が解析された[5]．1996〜2014 年の間の 18 年間，2 年おきに評価されたエピソード記憶スコアは加齢とともに悪化したが，悪

化の傾きは補聴器使用開始後には有意にゆるやかになっており，補聴器使用開始が記憶の悪化を抑制した結果となっていた．

　Atherosclerosis Risk in Communities（ARIC）Study の部分集団からは，調査開始時 45 歳以上の253 人を対象として，20 年間の認知機能の経時変化と直近の調査時の聴力および補聴器使用の情報が解析された[6]．認知機能は，単語遅延再生，偶発学習，論理記憶，言語流暢性課題，動物名想起，ボストン呼称検査，数字符号置換検査，数字逆唱，トレイルメイキングテストで 1990〜2013 年の間

に3回測定され，経時的な認知機能変化の推定軌道が，2013年測定の聴力による難聴の重症度や自己申告の補聴器使用の有無により異なるかどうかが解析された．補聴器使用者は，補聴器非使用者に比べ，記憶と包括的認知機能における20年間の機能低下が有意に抑えられていたという結果が報告された．

11万人超のビッグデータを用いた後ろ向きコホート研究では，補聴器使用群の認知症発症が抑制されたことを示す結果も示されている[7]．補聴器使用の有益性を評価する目的で，全米規模の民間医療保険データベース「Clinformatics® Data Mart Database」の通院，入院，または外来診療歴に基づく匿名化された縦断請求データが解析に用いられた．補聴器関連コストの一部が多くの民間医療保険でカバーされるため，補聴器手続きのコードにより補聴器使用群を抽出することが可能とされた．2008〜2013年の間に難聴と診断された66歳以上の37万7000人超のうち，難聴と診断された時点から3年間の追跡が可能で，かつ難聴と診断される1年前からの併存疾患の有無が確認でき①アルツハイマー病または認知症，②うつ病または不安症，③負傷を伴う転倒，の3つの解析アウトカムを難聴診断前から有する例は除外された．解析対象者11万4862人のうち補聴器使用者は1万4,109人(12.3%)で，補聴器使用者は，難聴と診断されたのち3年間の追跡期間中に①〜③の診断に至るリスクが有意に低かった．難聴と診断されてから3年以内にアルツハイマー病または認知症を発症するリスク調整ハザード比は，補聴器非使用群を基準とすると，補聴器使用群では0.82(95%信頼区間=0.76-0.89)と有意に低いことが示された．

仏のAmievaらは，脳の老化を研究するための前向き研究PAQUIDコホートにて，最長25年間の追跡結果を報告した[8]．65歳以上の住民ベースのサンプル集団3,670人を2〜3年ごとに追跡し，自己申告の難聴や補聴器使用の有無別に25年間の認知機能の変化を解析したところ，性，年齢，教育レベルを調整しても，難聴あり群は難聴なし群に比べ25年間のMini-Mental State Examinaton(MMSE)スコア低下が有意であった．難聴があっても補聴器使用群は難聴なし群と有意な差を認めなかったことから，補聴器使用は難聴による認知機能低下の加速を抑えると結論している．Amievaらは，『聴覚補償は認知機能を改善することができるか』というテーマで発表した総説の中で[9]，認知症や認知機能の低下はゆっくり進行する現象で，数年または数十年の長いタイムスケールでのみ捉えることができるという点に注意が必要で，補聴器使用による認知機能保護効果は，小規模な対象集団もしくは短期間のフォローアップによる臨床研究ではほとんど観察できない可能性があり，観察研究であっても長期にわたる疫学研究は貴重な知見をもたらす可能性がある，と述べている．

高齢者の人工内耳と認知機能

ClaesらはMEDLINE(PubMed)，Cochrane Library，さらに関連論文の引用文献リストを対象に，以下の3要件を組入れ基準としたシステマティックレビューを行った[10]．組入れ基準は

1）対象が50歳以上の両側性高度難聴者
2）多チャンネル式人工内耳を使用
3）手術前後の認知機能評価

で，検索された2,716本の論文のうち，6本の論文報告の合計166人の対象者が選出された．6本のうち5本の研究で，次のすべての認知領域，すなわち学習と記憶(learning and memory)，言語(language)，知覚-運動(perceptual-motor)，実行機能(executive function)，複合的注意(complex attention)における人工内耳後の改善が報告された．1本の研究では，有意な変化を認めなかった．しかし，この結果から，高齢難聴者において人工内耳により認知機能が改善したと結論付けることはできないとしている．結果解釈について注意すべきバイアスは，言語性検査で難聴者向けに提示方法が配慮されたかどうかの詳細な情報

がないこと，繰り返し測定の際の練習効果が調整されていない研究があること，が挙げられている．すなわち，認知機能検査のうち言語性課題を含む場合には，人工内耳前には，高度難聴のために検査教示が十分に理解できなかったり検査課題の実行そのものが不利になった可能性が否定できないという考察である．

高齢者を対象とした人工内耳手術の件数は，国内外で年々増加しており，人工内耳と認知機能の関係についても，今後研究の蓄積が期待される．

おわりに

認知症の分野で'難聴'が一気に社会的注目を集めるきっかけとなったLancet国際委員会の2017年レポートの内容が2020年レポートで更新された[11]．難聴は，更新された修正可能な12のリスク要因の中で依然としてもっとも影響の大きい要因で，これら12のリスク要因への対策により理論的には約40%の認知症発症を予防または遅らせることができるとされた．補聴器に関しては2017年レポートより踏み込んだ言及があり，本稿の中で紹介した補聴器の効果に関する研究[5]の引用もあり，補聴器使用が認知症に対して保護的に作用する可能性が解説されている．認知症の根治療法は容易には望めないことから，難聴へのアプローチに寄せられる社会的な期待は高まってきている．

文 献

1) Risk reduction of cognitive decline and dementia：WHO guidelines. Geneva：World Health Organization；2019. Licence：CC BY-NC-SA 3.0 IGO. 2019.

2) 角南貴司子，髙野さくらこ，神田裕樹ほか：言葉を聞く脳．耳鼻臨床，**113**：759-765, 2020.

3) Griffiths TD, Lad M, Kumar S, et al：How can hearing loss cause dementia? Neuron, **108**：401-412, 2020.

4) Deal JA, Goman AM, Albert MS, et al：Hearing treatment for reducing cognitive decline：Design and methods of the Aging and Cognitive Health Evaluation in Elders randomized controlled trial. Alzheimers Dement(N Y), **4**：499-507, 2018.

5) Maharani A, Dawes P, Nazroo J, et al：Longitudinal relationship between hearing aid use and cognitive function in older Americans. J Am Geriatr Soc, **66**：1130-1136, 2018.

6) Deal JA, Sharrett AR, Albert MS, et al：Hearing impairment and cognitive decline：a pilot study conducted within the atherosclerosis risk in communities neurocognitive study. Am J Epidemiol, **181**：680-690, 2015.

7) Mahmoudi E, Basu T, Langa K, et al：Can hearing aids delay time to diagnosis of dementia, depression, or falls in older adults? J Am Geriatr Soc, **67**：2362-2369, 2019.

8) Amieva H, Ouvrard C, Giulioli C, et al：Self-reported hearing loss, hearing aids, and cognitive decline in elderly adults： A 25-year study. J Am Geriatr Soc, **63**：2099-2104, 2015.

9) Amieva H, Ouvrard C：Does treating hearing loss in older adults improve cognitive outcomes? A review. J Clin Med, **9**：805, 2020.
   Summary 自身のPAQUIDコホートからの研究結果を含め，高齢難聴者対象で，補聴器と認知機能の関連を取り扱った研究および人工内耳と認知機能の関連を取り扱った研究について，主要な論文を取り上げて用いた評価方法や認知領域などについて論説している．

10) Claes AJ, Van de Heyning P, Gilles A, et al：Cognitive outcomes after cochlear implantation in older adults： A systematic review. Cochlear Implants Int, **19**：239-254, 2018.

11) Livingston G, Huntley J, Sommerlad A, et al：Dementia prevention, intervention, and care：2020 report of the Lancet Commission. Lancet, **396**：413-446, 2020.
   Summary Lancet国際委員会の2020年レポートで，人口寄与割合を用いた修正可能な認知症リスク要因が合計12に更新され，難聴(8%)，低教育(7%)，高血圧(2%)，肥満(1%)，喫煙(5%)，うつ(4%)，運動不足(2%)，社会的孤立(4%)，糖尿病(1%)に加え新たなリスク要因として，過度のアルコール消費(1%)，外傷性脳損傷(3%)，大気汚染(2%)と報告された．

耳鼻咽喉科と漢方薬
―最新の知見―

← **No. 229** (2019 年 3 月号)
編集企画／齋藤　晶 (和光耳鼻咽喉科医院)
目　次 ◆◆◆◆◆
漢方治療の楽しさと処方の選び方／耳鳴／反復性めまい―新しい病名漢方で楽しく楽に診察する―／耳管開放症／滲出性中耳炎に対する五苓散の効果／アレルギー性鼻炎をはじめとする鼻炎に対する東洋医学的アプローチ／副鼻腔炎に対する漢方治療／舌痛症・口内炎・口腔乾燥症／扁桃炎／咳嗽／乳幼児・子どもに対する耳鼻咽喉科領域での漢方の有用性

No. 240 (2020 年 1 月号) ➜
編集企画／鈴木賢二 (尚徳会理事長／ヨナハ総合病院院長)
目　次 ◆◆◆◆◆
経口抗菌薬／注射用抗菌薬／抗がん薬／消炎鎮痛薬／ステロイド系薬剤の副作用／抗アレルギー薬／抗ヒスタミン薬／点鼻薬―その使い方と副作用について―／点耳薬／軟膏，クリームなどの塗布薬

知っておくべき耳鼻咽喉科領域における医薬品副作用

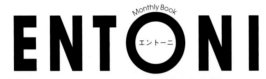

編集主幹
小林　俊光 (仙塩利府病院耳科手術センター長)
曾根三千彦 (名古屋大学教授)

通常号定価 2,750 円 (本体 2,500 円＋税)

頭頸部癌免疫療法の最前線

← **No. 246** (2020 年 6 月号)
編集企画／志賀清人 (岩手医科大学教授)
目　次 ◆◆◆◆◆
がん免疫療法とは？／頭頸部癌の免疫療法の開発／頭頸部癌の免疫療法の臨床／頭頸部癌の免疫療法の有害事象とその対策／頭頸部癌免疫療法の実際―症例から学ぶ①／頭頸部癌免疫療法の実際―症例から学ぶ②／頭頸部癌の化学療法と免疫療法の最適化／頭頸部癌の免疫療法の対象は？適応はどのように選択するのか？／頭頸部癌免疫療法の治療成績／今後期待される頭頸部癌の免疫療法

No. 233 (2019 年 6 月号) ➜
編集企画／内田育恵 (愛知医科大学准教授)
目　次 ◆◆◆◆◆
難聴と脳萎縮／認知症リスクとしての難聴／認知症予防の観点から考える聴覚トレーニング／バランス障害と認知症／嗅覚と認知機能／アロマセラピーによる認知症予防効果／認知症リスクとしての睡眠障害／睡眠時無呼吸症候群と認知機能／認知機能低下と嚥下機能／認知症患者の誤嚥リスクと対応／頭頸部癌患者における認知症ケア

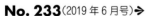

耳鼻咽喉科と認知症

 全日本病院出版会
〒113-0033　東京都文京区本郷 3-16-4　Tel：03-5689-5989
www.zenniti.com　　　　　　　　　　　　　　　Fax：03-5689-8030

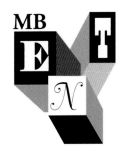

MB ENT, 258：45-50, 2021

◆特集・耳鳴・難聴への効果的アプローチ

突発性難聴治療のエビデンス
—急性感音難聴診療の手引きより—

寺西正明*1　曾根三千彦*2

Abstract　突発性難聴は突然に起きる感音難聴で原因不明のものである．急性感音難聴診療の手引き（2018 年版）に従って突発性難聴の治療についての現状を概説した．一般的にステロイド薬は抗炎症，抗浮腫，免疫抑制作用を期待して頻用される．近年，ステロイドの鼓室内注入療法が突発性難聴に対し行われるようになってきた．初期治療としてのステロイド鼓室内投与はステロイド全身投与と同等かそれ以上の効果があるため，治療の選択肢となる．ステロイド全身投与後のサルベージ治療としてのステロイド鼓室内投与は，メタアナリシスで有意に聴力を改善するとされており，聴力改善の平均は十数 dB と限定的であり，その臨床的意義は必ずしも明確ではないが行うことが推奨される．治療効果が部分回復以下の場合は，患者の QOL 改善のためのリハビリテーションを必要に応じて提案する．QOL に大きく影響する固定時の難聴残存と耳鳴持続に対して，きめ細やかな対応が必要である．

Key words　突発性難聴（sudden deafness），ステロイド（steroid），エビデンス（evidence），聴力予後（hearing prognosis），耳鳴（tinnitus）

はじめに

　突発性難聴は突然に起きる感音難聴で原因不明のものである．病因としては内耳の循環障害，ウイルス感染が有力と考えられている．種々の病態が考えられ，本疾患は種々の病態を包含する一種の症候群といえる．突発性難聴の診断基準として厚生省突発性難聴調査研究班が 1973 年（昭和 48年）に作成した手引きが長く用いられてきた．この基準は，海外における診断基準との整合性を考慮して，2015 年に厚生労働省難治性聴覚障害に関する調査研究班によって改定された（表 1）．参考事項として「純音聴力検査での隣り合う 3 周波数で各 30 dB 以上の難聴が 72 時間以内に生じた」という設定が追加され，難聴の聴力レベルを明記された．主症状は突然の難聴であるが，耳鳴は 80〜90%の症例に生じ，めまいは 30〜40%の症例に伴う．

　耳鳴を伴うことは多く，2001 年の厚生労働省全国疫学調査の検討では 81.4%，当科の検討では88.7%であり，耳鳴が難聴の自覚の前に起こった（前駆）のは 5.3%，耳鳴が難聴の自覚と同時に起こった（併発）のは 86%，耳鳴が難聴のあとに起こった（続発）のは 8.7%であり，多くは難聴の自覚と同時に起こる[1)2)]．耳鳴の有無は聴力の予後と関連はないという報告がある一方，Danino らは耳鳴を伴うほうが，耳鳴を伴わない症例に比べ聴力は回復しやすかったと報告している[3)]．当科および 2001 年の全国疫学調査の検討では，耳鳴のある症例では耳鳴のない症例と比べると，初診時聴力レベルが悪く，固定時聴力レベルには差がなく，耳鳴ありは聴力の予後に一応良い指標ともいえる．また，耳鳴の出現時期と聴力の関係では，耳鳴と難聴の自覚は，耳鳴が先の症例ほど聴力障

*1 Teranishi Masaaki，〒466-8550 愛知県名古屋市昭和区鶴舞町 65　名古屋大学大学院医学系研究科頭頸部・感覚器外科学耳鼻咽喉科学，准教授
*2 Sone Michihiko，同，教授

表 1. 突発性難聴診断基準

主症状
1. 突然発症
2. 高度感音難聴
3. 原因不明

参考事項
1. 難聴（純音聴力検査での隣り合う 3 周波数で各 30 dB 以上の難聴が 72 時間以内に生じた）
   (1) 急性低音障害型感音難聴と診断される例を除外する
   (2) 他覚的聴力検査またはそれに相当する検査で機能性難聴を除外する
   (3) 文字どおり即時的な難聴，または朝，目が覚めて気付くような難聴が多いが，数日をかけて悪化する例もある
   (4) 難聴の改善・悪化の繰り返しはない
   (5) 一側性の場合が多いが，両側性に同時罹患する例もある
2. 耳鳴
   難聴の発生と前後して耳鳴を生ずることがある
3. めまい，および吐気・嘔吐
   難聴の発生と前後してめまい，および吐気・嘔吐を伴うことがあるが，めまい発作を繰り返すことはない
4. 第 8 脳神経以外に顕著な神経症状を伴うことはない
   診断の基準：主症状の全項目を満たすもの

（厚生省特定疾患「突発性難聴調査研究班」，1973 年）
（厚生労働省「難治性聴覚障害に関する調査研究班」，2015 年改定）

害が軽度である[2]．突発性難聴患者の中で，聴力が治癒，著明回復した症例と，年齢・性別をマッチさせた聴力回復症例，不変症例との二群で比較すると，前者は，耳鳴の大きさ，苦痛度ともに軽快したのに対し，後者は，耳鳴の大きさ，苦痛度とも変化なかった[4]．

突発性難聴の聴力は発症後 1〜2 ヶ月で固定する．基本的な予後因子としては，年齢，治療開始までの期間，初診時聴力レベル，めまいの有無，オージオグラムの聴力型などが挙げられる．2001 年発症突発性難聴全国疫学調査のデータを用い多変量解析を行ったところ，初診時聴力レベル，発症から来院までの日数，年齢，めまいの有無は独立に予後に関係し，固定時聴力レベルが 54％程度決まる[1]．MRI の 3D-FLAIR 画像により，内耳液内の微量な出血やタンパク質が描出されるようになったが，造影前に FLAIR で内耳に陰影を認めることは，年齢，初診時聴力，めまいの有無，発症から受診までの日数などの因子を含めて多変量的に解析しても，独立して予後を悪くする因子である[5]．

突発性難聴の中には自然に治癒または軽快する症例も存在するため，治療の有効性についての客観的評価が困難な面がある．以下に急性感音難聴診療の手引き（2018 年版）[6]に従って突発性難聴の治療の現状について概説する．

治　療

急性感音難聴診療の手引き（2018 年版）で用いられたエビデンスレベル（表 2-1），推奨グレード（表 2-2）を示しながら治療について述べる．突発性難聴は早期に治療を開始したほうが聴力予後が良好であることより早期治療を行うことが推奨される（エビデンスレベル IVa，推奨グレード A）．発症 7 日以内に治療を開始すると有意に聴力予後がよい[6]．

1．入院・安静

治療としてはまず突発性難聴の誘因となるような過度のストレス，睡眠不足，不規則な生活習慣を正し治療に専念できるようにする．外来治療，入院治療を比較した RCT はなくエビデンスは確立していない．治療法の 1 つとして提案する（エビデンスレベル IVa，推奨グレード C1）[6]．

2．薬物治療

薬物治療は本邦では種々の薬物を併用することが一般的である．2001 年発症の突発性難聴を対象に行われた全国調査ではビタミン剤は 91.8％，ATP は 87.2％，ステロイドは 85.3％，プロスタグランジンは 32.6％の症例に用いられていた．ビタミン剤，ATP，ステロイドの 3 者を用いた症例は 59.7％であり，ビタミン剤，ATP，プロスタグランジンの 3 者を用いた症例は 25.5％であった．

表 2-1. エビデンスのレベル分類

Ⅰ	システマティックレビュー／ランダム化比較試験のメタアナリシス
Ⅱ	1つ以上のランダム化比較試験による
Ⅲ	非ランダム化比較試験による
Ⅳa	分析疫学的研究（コホート研究）
Ⅳb	分析疫学的研究（症例対照研究，横断研究）
Ⅴ	記述的研究（症例報告やケース・シリーズ）
Ⅵ	患者データに基づかない，専門委員会や専門家個人の意見

表 2-2. 推奨グレード

A	強い科学的根拠があり，行うよう強く勧められる
B	科学的根拠があり，行うよう勧められる
C1	科学的根拠はないが，行うよう勧められる
C2	科学的根拠はなく，行わないよう勧められる
D	無効性あるいは害を示す科学的根拠があり，行わないよう勧められる

ステロイドとプロスタグランジン両者を用いているのは27.4%であった[1]．神崎らは封筒法による多施設共同単剤比較試験の成績を報告している．薬剤は ATP，ベタメタゾン，ヒドロコルチゾン，プロスタグランジン E_1，プロスタグランジン I_2，アミドトリゾアートの6種であるが，治療法による効果の差は見い出せなかった[7]．

1）ステロイドの全身投与

治療法としては現時点までにエビデンスの確立した治療は存在しないが，一般的にステロイド薬は抗炎症，抗浮腫，免疫抑制作用を期待して頻用される．Wilson らはデキサメサゾン 4.5 mg を1日2回もしくはメチルプレドニゾロン 16 mg を1日3回経口投与ではじめ，漸減し12日間の治療でプラセボ群と比較した．その結果，中等度難聴にステロイドの効果が有意に認められたと報告した[8]．Nosrati-Zarenoe らの検討では，プレドニゾロン治療群とプラセボ投与群で聴力改善について有意差は認められなかった[9]．メタアナリシスでは，ステロイド全身投与の有効性は証明されていない[10]．そのため，AAO-HNS のガイドラインではステロイド全身投与は Option に位置づけられている[11]．ステロイドの全身投与は治療の選択肢の1つであり実施することを提案する（エビデンスレベルⅠ，推奨グレードC1)[6]．ステロイドの使用に際しては，日本耳鼻咽喉科学会ホームページに記載のある「突発性難聴，顔面神経麻痺等のステロイド治療における B 型肝炎ウイルス再活性化防止に関する指針」に従って行う．

2）ステロイド鼓室内投与

前述のようなステロイドを中心とした全身薬物治療を行っても聴力の改善が乏しい症例や糖尿病などの合併症のためにステロイドの全身投与が困難な症例にも遭遇する．そのため，近年ステロイドの鼓室内注入療法が突発性難聴に対し行われるようになってきた．鼓室内注入療法は薬物が高濃度で直接内耳に到達しかつ全身的な副作用を避けられるという利点を有している．人工内耳植込術症例を対象として，ステロイドの静脈注射と鼓室内注入で鼓室階外リンパ中のステロイド濃度を測定した検討では，全身投与と比べ鼓室内注入では33〜126倍の高濃度を示し，血漿中濃度は16〜136倍の低濃度であったと報告されている[12]．初期治療としてのステロイド鼓室内投与はステロイド全身投与と同等かそれ以上の効果があるため，治療の選択肢となる（エビデンスレベルⅠ，推奨グレードC1)[6]．初期治療としてステロイド全身投与にステロイド鼓室内投与を併用しても，その上乗せ効果はないとされているが明確な証拠は得られていない．治療の選択肢の1つとして提案する（エビデンスレベルⅠ，推奨グレードC1)[6]．ステロイド全身投与後のサルベージ治療としてのステロイド鼓室内投与は，メタアナリシスで有意に聴力を改善するとされており[13]，聴力改善の平均は十数 dB と限定的であり，その臨床的意義は必ずしも明確ではないが行うことが推奨される（エビデンスレベルⅠ，推奨グレードB)[6]．AAO-HNS のガイドラインでは Recommendation に位置付

けられている[11]．サルベージ治療として行う場合，発症20日以内の施行が推奨される．鼓室内注入がその効果を発揮するためには，薬剤が内耳に十分移行する必要がある．ガドリニウム鼓室内注入後のMRI評価の検討では，5%の症例でガドリニウムが外リンパに全く移行しておらず，13%の症例で移行不良であった[14]．人工内耳植込術の際に，正円窓の外側に偽膜の存在を認める症例もある．ステロイド鼓室内注入に対する反応不良例の中には，内耳への薬剤の移行が十分でない可能性も勘案すべきであり，治療の有用性評価のために今後もデータの蓄積が必要である[15]．

3）プロスタグランジン E_1（PGE_1）製剤

PGE_1製剤は血管拡張による微小循環系の血流改善作用を有し，内耳においても血行障害に対する改善作用を有すると考えられている．PGE_1を含む血管拡張薬の突発性難聴に対する効果を検討したメタアナリシスでは有効性は示されていないが，小川らは二重盲検法による比較を行い，ステロイド薬にPGE_1を加えることで高音域で有意な改善効果および耳鳴の改善効果を認めたと報告している[16]．また，発症7日以内に治療を開始したGrade 3以上の重症例で，ステロイド薬とPGE_1併用により良好な聴力予後が得られたという報告もあり[17]，明確なエビデンスはないが，突発性難聴重症例の初期治療として，ステロイド全身投与とPGE_1の併用が有効である可能性があるため，治療の選択肢の1つとして提案する（エビデンスレベル I，推奨グレード C1)[6]．

4）抗ウイルス薬

突発性難聴発症の一因としてウイルス感染が示唆されており，治療に抗ウイルス薬が用いられていた．メタアナリシスでは治療の有効性は証明されていない[18]．有効性を支持するエビデンスはなく，使用しないことを強く推奨する（エビデンスレベル I，推奨グレード D)[6]．AAO-HNSのガイドラインではRecommendation against に位置づけられている[11]．

5）ATP製剤とビタミン B_{12} 製剤

ATP製剤は内耳の循環改善作用と持つとされ，ビタミンB_{12}製剤は内耳障害に続発する神経障害の改善や内耳の感覚細胞の代謝賦活作用を期待して，いずれも突発性難聴の治療に用いられるが，治療効果を確実に裏付けるエビデンスはない．

3．高気圧酸素療法（HBOT）

高気圧環境下で酸素投与を行い，血中の酸素濃度を高めることにより組織への酸素供給を増加させる目的で使用される．高気圧酸素投与のための装置が必要であり，治療を行うことのできる施設は限られている．突発性難聴に対するHBOTの効果については，1960年代後半にフランスやドイツで報告されはじめ，本邦でもその有効性が報告されてきた．メタアナリシスでは，発症2週以内であればHBOTの使用は聴力を有意に改善するもののRCTの数は少ないと指摘している[19]．HBOTは発症2週以内に行えば，有意に聴力を改善するとされるが，その臨床的意義は明らかではない．治療の選択肢の1つとして提案する（エビデンスレベル I，推奨グレード C1)[6]．AAO-HNSのガイドラインでは，初期治療としてのHBOTはOptionに位置づけられている[11]．症状固定後の聴力や耳鳴に対しての効果はないため，行わないことを推奨する（エビデンスレベル I，推奨グレード C2)[6]．

4．星状神経節ブロック

頸部交感神経節をブロックすることにより，椎骨動脈系の血管を拡張し内耳血流を増加させる効果を期待する治療法である．突発性難聴に対し保険適用が認められているが，RCTでの検証はなされておらず，明確なエビデンスはない．合併症の可能性を考えると行わないことを推奨する（エビデンスレベル III，推奨グレード C2)[6]．

5．聴力固定後の対応

聴力固定後に難聴が残存した場合，心理的・身体的苦痛を伴う．成人の一側難聴罹患例の8割以上が聴覚ハンディキャップを感じており[20]，カウンセリングや補聴器フィッティングなどリハビリ

テーションが必要である．治療効果が部分回復以下の場合は，患者の QOL 改善のためのリハビリテーションを必要に応じて提案する（エビデンスレベルⅣa, 推奨グレード C1)[6]．AAO-HNS のガイドラインでは，患者の QOL 改善のためのリハビリテーションは Strong recommendation である[11]．

当科で突発性難聴患者の聴力固定後における QOL を SF-36 を用いて検討したところ，耳鳴がない症例やあっても軽度の症例に対し，耳鳴が重度の症例では精神的 QOL が低下しており，突発性難聴の治療において耳鳴への対応は重要と考えられる[21]．難聴による末梢の入力低下は，中枢の活性上昇，中枢での耳鳴発生につながり，不安やストレスにより増悪する．新田らは，発症 1 ヶ月後に難聴が残存し，耳鳴を自覚していた15例に対し，耳鳴の詳しい説明（カウンセリング）を行い，患者に難聴，耳鳴の経過について正しい理解を促し，発症 6 ヶ月後では耳鳴の大きさも苦痛度も改善傾向を示したことを報告し，カウンセリングの重要性を指摘した．不安が強く耳鳴が遷延する例では，音響療法や向精神薬の投与を行うこともある[22]．

まとめ

突発性難聴の治療は早期に開始することが肝要である．今後，突発性難聴の成因の解明が進み病態に応じたエビデンスの高い治療法の開発が望まれる．また，QOL に大きく影響する固定時の難聴残存と耳鳴持続に対して，きめ細やかな対応が必要である．

文 献

1) 中島　務，冨永光雄，イエーダマリアイシダほか：2001 年発症の突発性難聴全国疫学調査—聴力の予後に及ぼす因子の検討—．Audiol Jpn, **47**：109-118, 2004.
   Summary 全国疫学調査のデータを用い解析，初診時聴力レベル，発症から来院までの日数，年齢，めまいの有無は独立に予後に関係し，固定時聴力レベルが54%程度決まることを示した論文である．
2) 中島　務，植田広海，三澤逸人ほか：突発性難聴における耳鳴，耳閉感．Audiol Jpn, **42**：710-716, 1999.
3) Danino J, Joachims HZ, Eliachar I, et al：Tinnitus as a prognostic factor in sudden deafness. Am J Otolaryngol, **5**：394-396, 1984.
4) Ishida IM, Sugiura M, Teranishi M, et al：Otoacoustic emissions, ear fullness and tinnitus in the recovery course of sudden deafness. Auris Nasus Larynx, **35**：41-46, 2008.
5) Yoshida T, Sugiura M, Naganawa S, et al：Three-dimensional fluid-attenuated inversion recovery magnetic resonance imaging findings and prognosis in sudden sensorineural hearing loss. Laryngoscope, **118**：1433-1437, 2008.
6) 日本聴覚医学会（編）：急性感音難聴診療の手引き 2018 年版．金原出版, 2018.
   Summary 国内外の多数の論文を検索し，現在の突発性難聴を含めた急性感音難聴の診療に対するエビデンスをもとにした手引きである．
7) Kanzaki J, Inoue Y, Ogawa K, et al：Effect of single-drug treatment on idiopathic sudden sensorineural hearing loss. Auris Nasus Larynx, **30**：123-127, 2003.
8) Wilson WR, Byl FM, Laird N：The efficacy of steroids in the treatment of idiopathic sudden hearing loss. A double-blinded clinical study. Arch Otolaryngol, **106**：772-776, 1980.
9) Nosrati-Zarenoe R, Hultcrantz E：Corticosteroid treatment of idiopathic sudden sensorineural hearing loss：randomized triple-blind placebo-controlled trial. Otol Neurotol, **33**：523-531, 2012.
10) Wei BP, Mubiru S, O'Leary S：Steroids for idiopathic sudden sensorineural hearing loss. Cochrane Database Syst Rev 2006；（1）：CD 003998.
   Summary ステロイド治療について，いずれの RCT もバイアスが大きく症例数が少なく，ステロイド全身投与の有効性については証明されていないとした．
11) Stachler RJ, Chandrasekhar SS, Archer SM, et al：Clinical practice guideline：sudden hearing loss. Otolaryngol Head Neck Surg, **146**（Suppl 3）：S1-S35, 2012.

Summary 米国 AAO-HNS による突発性難聴の診療ガイドラインを掲載している．エビデンスに基づいた推奨グレードとして，Strong recommendation，Recommendation，Option，Recommendation against，Strong recommendation against に分類している．

12) Bird PA, Begg EJ, Zhang M, et al：Intratympanic versus intravenous delivery of methylprednisolone to cochlear perilymph. Otol Neurotol, **28**：1124-1130, 2007.

13) Spear SA, Schwarts SR：Intratympanic steroids for sudden sensorineural hearing loss：a systematic review. Otolaryngol Head Neck Surg, **145**：534-543, 2011.
Summary 鼓室内ステロイド療法がサルベージ治療として聴力を有意に改善することを述べた論文である．

14) Yoshioka M, Naganawa S, Sone M, et al：Individual differences in the permeability of the round window：evaluating the movement of intratympanic gadolinium into the inner ear. Otol Neurotol, **30**：645-648, 2009.

15) 曾根三千彦：突発性難聴の臨床．耳喉頭頸，**87**：574-578, 2015.

16) Ogawa K, Takei S, Inoue Y, et al：Effect of prostaglandin E1 on idiopathic sudden sensorineural hearing loss：a double-blinded clinical study. Otol Neurotol, **23**：665-668, 2002.

17) Okada M, Hato N, Nishio SY, et al：The effect of initial treatment on hearing prognosis in idiopathic sudden sensorineural hearing loss：a nationwide survey in Japan. Acta Otolaryngol, **137**（suppl 565）：S30-S33, 2017.

18) Award Z, Huins C, Pothier DD：Antivirals for idiopathic sudden sensorineural hearing loss. Cochrane Database Syst Rev 2012；（8）：CD 006987.

19) Bennett MH, Kertesz T, Perleth M, et al：Hyperbaric oxygen for idiopathic sudden sensorineural hearing loss and tinnitus. Cochrane Database Syst Rev 2012；（10）：CD004739.

20) Chiossoine-Kerdel JA, Baguley DM, Stoddart RL, et al：An investigation of the audiologic handicap associated with unilateral sudden sensorineural hearing loss. Am J Otol, **21**：645-651, 2000.

21) 加藤　健，寺西正明，大竹宏直ほか：突発性難聴患者の QOL. Audiol Jpn, **52**：285-286, 2009.

22) 新田清一，大石直樹：突発性難聴に伴う耳鳴への対応．MB ENT, **183**：37-43，2015.
Summary 突発性難聴に伴う耳鳴に対し，患者に詳しい説明（カウンセリング）を行うことで，難聴や耳鳴が残存してもほとんどの症例で耳鳴の大きさや苦痛度が経時的に軽減したことを報告した論文である．

MB ENT, 258：51-55, 2021

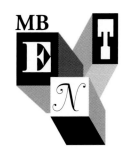

◆特集・耳鳴・難聴への効果的アプローチ

外リンパ瘻の新しい診断法

佐々木　亮*

Abstract　本邦における外リンパ瘻の診療の手引きが 2018 年に発表された．明らかな瘻孔の確認か，中耳から外リンパ特異的蛋白，cochlin-tomoprotein(CTP)が検出されると外リンパ漏出が診断できるとされている．CTP は血液，脳脊髄液，唾液には存在せず，外リンパに特異的に高濃度で検出されており，外リンパ瘻を客観的に診断できる．ポリクローナル抗体を用いた ELISA キットが作成され，人工内耳などの手術の際に採取したサンプルによりカットオフ値が設定された．さらには，多施設共同研究によりカテゴリー別の陽性率も示され，明らかな原因・誘因がないカテゴリー 4 でも陽性は 19% であった．このことより，突発性難聴症例の中にも一定の頻度で外リンパ瘻が存在する可能性が示唆される．

Key words　外リンパ瘻(perilymphatic fistula)，外リンパ特異的蛋白(perilymph specific protein)，cochlin-tomoprotein(CTP)，カテゴリー分類(categorization)，急性感音難聴(sudden-onset sensorineural hearing loss)

外リンパ瘻の診断基準

本邦における従来の外リンパ瘻の診断基準では，「内視鏡検査もしくは手術(試験的鼓室開放術)により蝸牛窓，前庭窓のいずれかまたは両者より外リンパあるいは髄液の漏出を確認できたもの，または瘻孔を確認できたもの」が確実例と定義されていた．瘻孔を確認できれば確定診断であるということには問題がないと思われるが，この「外リンパの漏出」ということは主観的なものであり，判定する術者や施設などにより大きな違いが生じる可能性がある．なぜなら内耳から外リンパが流出しているか否かを判別することは困難で，陥凹した構造をもつ内耳窓窩には周囲から組織液，滲出液などが流入し貯留するため，実際には外リンパ以外の液体の貯留をみている可能性がある[1]．2016 年に厚生労働省高度難聴調査研究班により外リンパ瘻診断基準が改訂された(表1)[2]．それによると診断確定には「顕微鏡，内視鏡などに

より中耳と内耳の間に瘻孔を確認できたもの」あるいは「中耳から外リンパ特異的蛋白が検出できたもの」となった．その後，診療の手引きが 2018 年に発表されている[1]．外リンパ瘻は発症の原因・誘因により，カテゴリー 1〜4 まで分類されている(表2)[1]．このカテゴリー分類の 1 は外傷，疾患，手術などが原因であり瘻孔の存在は明らかで，「瘻孔の確認」が可能であると思われる．しかし，カテゴリー 2〜4 では一般に瘻孔の確認は困難である．よって，外リンパ漏出を伴う外リンパ瘻の診断には「中耳から外リンパ特異的蛋白の検出」が有用である．カテゴリー 2, 3 は，外因性あるいは内因性の圧外傷が原因とされており，問診による分類である．このカテゴリー 2, 3 の誘引は不確かな点もあり，明らかな原因，誘因がない例(カテゴリー 4)も存在することから，これらには従来突発性難聴と診断されていたものも多く含まれている可能性がある．

---

* Sasaki Akira，〒 036-8562 青森県弘前市在府町 5　弘前大学大学院医学研究科耳鼻咽喉科学講座，准教授

表 1. 外リンパ瘻診断基準

外リンパ瘻は明らかな瘻孔の確認の他，中耳から外リンパ特異的蛋白，cochlin-tomoprotein（CTP）が検出されると診断できるとされた

A. 症 状
下記項目の外リンパ瘻の原因や誘因があり，難聴，耳鳴，耳閉塞感，めまい，平衡障害などが生じたもの．
（1）中耳および内耳疾患（外傷，真珠腫，腫瘍，奇形，半規管裂隙症候群など）の既往または合併，中耳または内耳手術など．
（2）外因性の圧外傷（爆風，ダイビング，飛行機搭乗など）
（3）内因性の圧外傷（はなかみ，くしゃみ，重量物運搬，力みなど）

B. 検査所見
（1）顕微鏡検査・内視鏡検査
顕微鏡，内視鏡などにより中耳と内耳の間に瘻孔を確認できたもの．瘻孔は蝸牛窓，前庭窓，骨折部，microfissure，奇形，炎症などによる骨迷路破壊部などに生じる．
（2）生化学的検査
中耳から外リンパ特異的蛋白が検出できたもの．

C. 参 考
（1）外リンパ特異的蛋白 Cochlin-tomoprotein（CTP）の検出法
シリンジで中耳に 0.3 ml の生理食塩水を入れ，3 回出し入れし，中耳洗浄液を回収する．
ポリクローナル抗体による ELISA 法で蛋白を検出する．カットオフ値は以下の通りである．
0.8 ng/ml 以上が陽性，0.4 以上 0.8 ng/ml 未満が中間値，0.4 ng/ml 未満が陰性
（2）明らかな原因，誘因がない例（idiopathic）がある．
（3）下記の症候や検査所見が認められる場合がある．
1.「水の流れるような耳鳴」または「水の流れる感じ」がある．
2. 発症時にパチッなどという膜が破れるような音（pop 音）を伴う．
3. 外耳，中耳の加圧または減圧でめまいを訴える．または眼振を認める．
4. 画像上，迷路気腫，骨迷路の瘻孔など外リンパ瘻を示唆する所見を認める．
5. 難聴，耳鳴，耳閉塞感の経過は急性，進行性，変動性，再発性などである．
6. 聴覚異常を訴えずめまい・平衡障害が主訴の場合がある．

D. 鑑別除外診断
他の原因が明らかな難聴，めまい疾患（ウイルス性難聴，遺伝性難聴，聴神経腫瘍など）

E. 外リンパ瘻の診断
A の臨床症状のみを認める場合は疑い例とする．
A の臨床症状があり，さらに B の検査所見のうちいずれかを認めれば確実例とする．

（文献 1 より引用）

表 2. 外リンパ瘻のカテゴリー分類

1. 外傷，疾患，手術など
（1）a. 迷路損傷（アブミ骨直達外傷，骨迷路骨折など）
b. 他の外傷（頭部外傷，全身打撲，交通事故など）
（2）a. 疾患（中耳および内耳疾患，真珠腫，腫瘍，奇形など）
b. 医原性（中耳または内耳手術，処置など医療行為）
2. 外因性の圧外傷（爆風，ダイビング，飛行機搭乗など）
3. 内因性の圧外傷（はなかみ，くしゃみ，重量物運搬，力みなど）
4. 明らかな原因，誘因がないもの（idiopathic）

（文献 1 より引用）

従来の外リンパ瘻の診断法

従来，本邦での外リンパ瘻の診断は，外リンパの漏出を確認することとされてきたが，これは客観性に乏しいものと思われる．客観的な診断法として中耳腔内のマーカーの証明が挙げられる．Beta-2 transferrin は脳脊髄液に特異的なタンパク質であるが，これが外リンパのマーカーになり

うるという報告もみられていた[3]. しかし, Levenson らは外リンパのマーカーとしては信頼できるものにはなり得ないと結論づけている[4]. ドイツでは β-trace protein が提唱されている[5]. Bachmann-Harildstad らは, アブミ骨手術の際に採取したサンプルにおいて β-trace protein の濃度が高く, これが外リンパ瘻を診断するためのマーカーとなりうるとしている[5].

また, 欧州, 特にドイツにおいては, 急性感音難聴に対して積極的に試験的鼓室開放術を行い, 内耳窓閉鎖を行っている報告がある[6]~[8]. これらの報告では先に述べたような手術において外リンパの漏出を確認するというものであり, 客観性に乏しいが, Hoch らの報告では術中に外リンパの漏出は確認されていない[6]. しかしながら, 内耳窓の閉鎖を行い聴力改善が得られ, 突発性難聴には外リンパ瘻が混在していることを示唆すると報告している.

Cochlin-tomoprotein（CTP）を用いた新しい外リンパ瘻診断法

CTP は Ikezono らにより発見された外リンパ特異的タンパク質である[9][10]. CTP は cochlin のアイソフォームの1つで, 血液, 脳脊髄液, 唾液には存在せず, 外リンパに特異的に高濃度で検出されており, 外リンパ瘻診断マーカーとなり得る物質であるとされている. また, CTP は安定したタンパク質であり, 常温放置や凍結融解などでも変性しづらい. 2012年にポリクローナル抗体を用いた ELISA キットが作成され, 人工内耳などの手術の際に採取したサンプルによりカットオフ値が設定された（CTP＜0.4 が陰性, 0.4≦CTP＜0.8 が中間値, 0.8≦CTP が陽性）[11]. さらに, 多施設共同研究を行い, このポリクローナル抗体を用いた ELISA キットのカットオフ値に基づいて, 2014年4月～2015年3月の期間に70の共同研究施設において外リンパ瘻を疑い CTP 検査を施行した422例を対象として, 外リンパ瘻の原因・誘因カテゴリー（表2）ごとの陽性率を検討している[12].

表 3. 多施設共同研究によるカテゴリーごとの陽性率
多施設共同研究の結果では, 明らかな原因・誘因がないカテゴリー4でも陽性率は19%であった

	陽性 0.8≦CTP	中間値 0.4≦CTP＜0.8	陰性 CTP＜0.4
Category 2 28 cases	14%	14%	71%
Category 3 77 cases	23%	18%	58%
Category 4 192 cases	19%	21%	60%

（文献12より改変）

カテゴリー1は原因によって陽性率が異なり, アブミ骨直達外傷は43%, 頭部外傷は17%, 交通外傷は29%, 耳管通気は50%, 真珠腫は8%, 内耳奇形は50%, 中耳術後は25%が陽性だった[12]. カテゴリー2：外因性（ダイビングなど）は陽性が14%, カテゴリー3：内因性（はなかみ, 力みなど）は陽性が23%, カテゴリー4：特発性（明らかな原因・誘因がない）は陽性が19%であり（表3）, カテゴリー間での陽性率に有意差は検出できなかった[12]. カテゴリー4でも約2割の CTP 陽性例がみられ, このことから原因の明らかでない急性感音難聴, つまり突発性難聴症例の中にも一定の頻度で外リンパ瘻が存在する可能性が示唆される.

CTP 検査の手技

① 鼓膜切開後, もしくは外傷性鼓膜穿孔から, 手術中には術野で, それぞれサンプルを採取する.

② 1 ml シリンジに血管内留置針などの軟性針を装着する.

③ 生理食塩水を中耳に0.3 ml 注入した後, この液体を回収し, さらに2回程度出し入れして漏出外リンパを生理食塩水に補足, 回収する（図1）.

注）生食を出し入れするのは漏出した外リンパが中耳腔全体に行きわたるようにするためである. カットオフは総量0.3 ml の生理食塩水に対して決められているので希釈しすぎると陰性と判断される. 実際に0.3 ml を3回入れて, 総量0.9 ml で検体を採取してしまうミスがあった.

④ 血球やデブリの除去のために, シリンジを直立させ数時間静置, もしくは遠心器で遠心分離し

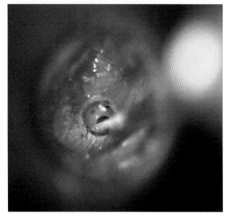

図 1. サンプル（中耳洗浄液）を採取
レーザーによる鼓膜開窓部より生理食
塩水を注入し，中耳洗浄液を回収

た後，上清を採取してサンプルチューブに入れ凍
結保存する．

　検査のコツおよび注意点としては，なるべく
0.1 mℓ 以上の中耳洗浄液を回収するようにする．
稀に中耳蜂巣が大きい症例では，検査サンプルが
回収できないことがある．このような場合には，
さらに 0.1 mℓ の生理食塩水を追加注入する．総量
0.4 mℓ を利用した場合には，カットオフ値を換算
して陽性・陰性を判定する．また，血液がなるべ
く混入しないように注意する．基礎研究では血液
に極微量の CTP が含まれる検体もあったが，中
耳洗浄液に血液が混入した場合の CTP は検出感
度以下となるため問題ないと考えられる．

文　献

1) 日本聴覚医学会（編）：急性感音の診療の手引き
2018 年版．金原出版, 2018.
2) 池園哲郎：厚生労働科学研究費補助金　難治性
疾患等政策研究事業「難治性聴覚障害に関する
調査研究班」報告書（平成 27 年度）, pp.109-111.
3) Bassiouny M, Hirsch BE, Kelly RH, et al：Beta
2 transferrin application in otology. Am J Otol,
13(6)：552-555, 1992.
　Summary　10 例の鼓室から採取した液体につ
いて Beta-2 transferrin を調べたところ，外リ
ンパが流出していると思われる 4 例で陽性を示
した．その他の正常なあるいは炎症を伴う中耳
からは検出されなかった．また，脳脊髄液が鼓
室内へ流出した髄膜脳瘤などでも陽性となり，
Beta-2 transferrin は外リンパおよび脳脊髄液

に特異的なタンパク質であると結論付けている．
4) Levenson MJ, Desloge RB, Parisier SC：Beta-
2 Transferrin：Limitations of Use As a Clinical
Marker For Perilymph. Laryngoscope, **106**：
159-161, 1996.
　Summary　人工内耳挿入時に採取した 4 サン
プルで Beta-2 transferrin はすべて陰性であっ
た．アブミ骨手術時に採取した 9 サンプルでは，
7 サンプルが陰性で，残り 2 サンプルが陽性で
あった．そのうち 1 例は脳脊髄液が混じったも
のと考える．もう 1 例は特別な所見はなかった．
5) Bachmann-Harildstad G, Stenklev NC, Myrvoll
E, et al：β-trace protein as a diagnostic
marker for perilymphatic fluid fistula：a pro-
spective controlled pilot study to test a sample
collection technique. Otol Neurotol, **32**(1)：7-
10, 2011. doi：10.1097/mao.0b013e3181fc74d0.
　Summary　アブミ骨手術の際にピストン挿入
後に採取したサンプルにおいて，鼓膜形成術を
施行する際に穿孔からサンプルを採取したコン
トロールと比較し，β-trace protein の濃度が高
く，これが外リンパ瘻を診断するためのマー
カーとなりうるとしている．
6) Hoch S, Vomhof T, Teymoortash A：Critical
evaluation of round window membrane sealing
in the treatment of idiopathic sudden unilat-
eral hearing loss. Clin Exp Otorhinolaryngol, **8**
(1)：20-25, 2015.
　Summary　突発性難聴 51 例に対して鼓室開放
術を行い内耳窓閉鎖を行った．手術中に内耳窓
の破綻や外リンパの流出は認めなかったが，正
円窓の閉鎖を全例に行った．本邦の厚生労働省
の急性高度難聴に関する調査研究班による聴力
回復の判定基準に従い，治癒 24%，著明回復
39%，回復 16% という治療効果であった．
7) Haubner F, Rohrmeier C, Koch C, et al：
Occurence of a round window membrane rup-
ture in patients with sudden sensorineural
hearing loss. BMC Ear Nose Throat Disord, **29**
(12)：14, 2012.
　Summary　突発性難聴 69 例に対して内耳窓閉
鎖を行った．術中所見にて，13 例 19% に吸引し
てもなお正円窓小窩に液体貯留を認め，外リン
パ瘻確実例と診断した．全体では 20 dB 以上の
聴力改善は 43% でみられ，確実例では 7 例
53%，陰性群では 17 例 41% で 20 dB 以上の聴
力改善あったが，両群間で有意差はなかった．

8) Maier W, Fradis M, Kimpel S, et al : Results of exploratory tympanotomy following sudden unilateral deafness and its effects on hearing restoration. Ear Nose Throat J, **87**(8) : 438-451, 2008.

9) Ikezono T, Shindo S, Sekiguchi S, et al : Cochlin-tomoprotein : a novel perilymph-specific protein and a potential marker for the diagnosis of perilymphatic fistula. Audiol Neurootol, **14** : 338-344, 2009.

10) Ikezono T, Shindo S, Sekiguchi S, et al : The performance of Cochlin-tomoprotein detection test in the diagnosis of perilymphatic fistula. Audiol Neurootol, **15** : 168-174, 2010.

11) Ikezono T, Matsumura T, Matsuda H, at al : The diagnostic performance of a novel ELISA for human CTP(Cochlin-tomoprotein)to detect perilymph leakage. PLoS One, **13**(1) : e0191498. https://doi.org/10.1371/journal.pone.0191498, 2018.

12) Matsuda H, Sakamoto K, Matsumura T, et al : A nationwide multicenter study of the Cochlin tomo-protein detection test : clinical characteristics of perilymphatic fistula cases. Acta Otolaryngol, **137**(Suppl 565) : S53-S59, 2017.

MB ENT, 258：56-62, 2021

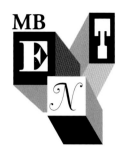

◆特集・耳鳴・難聴への効果的アプローチ

Hidden hearing loss とは？

鈴木　淳*

Abstract　近年，聴性脳幹反応（ABR）などの聴力閾値が正常範囲内であっても，内有毛細胞-蝸牛神経間のシナプスや蝸牛神経髄鞘の障害により，閾値上の聴覚機能に異常が生じることが動物実験で示されている．特に，軽度の音響曝露による一過性閾値上昇（TTS）後に永続性のシナプス障害（cochlear synaptopathy）が生じるという発見は，治療が必要となる聴覚障害の概念を大きく変えるものであった．これらの聴覚障害は「hidden hearing loss」と命名され，正常範囲内の聴力にもかかわらず，聞き取りの悪さや耳鳴を訴える患者さんの病態生理ではないかと注目されている．動物実験レベルではあるが，ABR，ASSR，アブミ骨筋反射などが診断に有用と報告されている．また，神経栄養因子やNMDA受容体拮抗薬などが治療薬の候補として注目されるなど，今後の研究の発展が期待される．

Key words　隠れ難聴（hidden hearing loss），蝸牛シナプス障害（cochlear synaptopathy），脱髄（demyelination），病態生理（pathophysiology），診断（diagnosis），治療（treatment）

はじめに

　難聴の診断には純音聴力検査や語音聴力検査などが用いられるが，これらの検査で聴力閾値の上昇を認めないにもかかわらず，「聞き取りの悪さ」を訴える患者が存在する．このように，難聴を自覚しているにもかかわらず通常の検査で異常が指摘できない患者は，中枢性聴覚障害が病態の主たるものと考えられてきた．しかし近年，聴力閾値が正常であっても，内有毛細胞と蝸牛神経間のシナプス[1]や蝸牛神経髄鞘の障害[2]により，様々な聴覚異常が生じると動物実験で報告されている．これらの聴覚障害は，一般的な聴力検査や光学顕微鏡レベルの組織解析では指摘できないため，「hidden hearing loss；HHL（隠れ難聴）」と称される[3]．新しい疾患概念であり，ヒトでも同様の病態が存在しているのではないかと注目されている．

Hidden hearing loss とは

　一般的に，難聴の有無は聴力検査における聴力閾値の上昇によって診断され，主に有毛細胞とラセン神経節細胞の変性・脱落によって生じると考えられてきた．臨床の現場においては，純音聴力検査，語音聴力検査，耳音響放射（otoacoustic emission；OAE），ティンパノグラム，アブミ骨筋反射（stapedial reflex；SR），ABR（auditory brainstem response）などが正常範囲であれば，中耳・内耳の機能は正常と考えるのが一般的である[4]．

　一方で，これらの検査が正常にもかかわらず，著明な聞き取りの悪さ，特に騒音環境下での会話聴取の困難感を訴える患者がいる．この事実は，現在我々が使用している「正常範囲内の聴力」という定義では，日常生活に必要となる閾値上の聴覚機能を保証できないことを示している．

　長らく，このような聴覚障害は中枢聴覚伝導路

＊Suzuki Jun，〒980-8574　宮城県仙台市青葉区星陵町 1-1　東北大学医学部耳鼻咽喉・頭頸部外科，院内講師

の異常で生じる auditory processing disorder；
APD（聴覚情報処理障害）が主な原因と考えられ
てきた．しかしながら，2009年のマウスを用いた
実験から，音響曝露による一過性閾値上昇（tem-
porary threshold shift；TTS）後に，永続的な内有
毛細胞と蝸牛神経間のシナプス障害（cochlear
synaptopathy）が生じることが示された[1]．TTS
後のマウスには，より強い音響曝露で生じる永続
的閾値上昇（permanent threshold shift；PTS）で
みられる ABR・OAE の閾値上昇や，内・外有毛
細胞数の減少は認めなかった．蝸牛機能が正常に
みえる一方で，蝸牛神経の活動電位の総和を反映
する ABR 第1波の振幅が減少しており，閾値上
の聴覚機能は障害されていた．このようなシナプ
ス障害は通常の検査で検出できないため，HHL
という疾患概念が提唱されている[3,5]．HHL が加
齢性難聴の発症を加速させる要因[6]や無難聴性耳
鳴の病因候補[7]となることが動物実験から明らか
になり，近年特に注目を集めている[5,8]．

HHL は広義には標準的な聴力検査では捉えら
れない聴覚障害であるが，狭義には cochlear syn-
aptopathy と同義で使用されることが多い．近年，
蝸牛神経の髄鞘障害[2]や軽度の有毛細胞障害によ
り cochlear synaptopathy と同様の病態を呈する
ことが報告されている．HHL の病態生理はシナ
プス障害のみならず，内有毛細胞から蝸牛神経の
病理にまで広げて考える必要があり，疾患の定義
を明確にしていくことが今後の課題といえる．

Hidden hearing loss の原因

1．音響曝露・騒音曝露

マウスなどの実験動物を用いた研究において，
100 dB 程度の音圧で2時間の音響曝露を行うこと
で，聴力閾値は回復するが内有毛細胞シナプス数
と ABR 第1波の振幅が約50％程度減少するとい
う，cochlear synaptopathy のモデル動物を作成
できることが報告された[1,5,9]．持続的な音響曝露
のみならず，瞬間的な爆傷でもシナプス障害が生
じるとされる[10]．また，サル（rhesus monkey）に

おいても，TTS レベルの音響曝露によりシナプス
障害が生じることが報告されている[11]．

正常の聴力閾値のヒトを対象とした研究でも，
騒音曝露歴のある対象群では，ない群に対して騒
音下での語音弁別能が低下することが示されてい
る[12]．しかしながら，騒音曝露歴の違いによる有
意な差を見出せない研究報告も散見される．ヒト
における騒音曝露と HHL の関係については，今
後のさらなる検討が必要である．

2．加　齢

音響曝露歴のないマウスを用いた実験により，
加齢に伴う聴力閾値の上昇や有毛細胞の変性が始
まる前段階から内有毛細胞シナプスの減少が始ま
り，その数ヶ月遅れでラセン神経節細胞が消失し
ていくことが示された[13]．若年時に TTS を起こす
音響曝露を行ったマウスにおいて，加齢性難聴の
発症が早まることも報告されている[6]．

ヒトにおいても，耳疾患の既往がない高齢者で
内有毛細胞シナプスの減少や蝸牛神経末梢軸索の
変性などが確認されており，マウス同様の現象が
生じている可能性が示唆される[14]．

3．末梢神経障害

遺伝子改変マウスを用いた実験から，一時的な
蝸牛神経の脱髄により heminode（有髄神経線維末
端の結節状構造）に永続的な障害が生じ，内有毛
細胞シナプスの減少を伴わずに HHL が発症する
ことが示されている[2]．

髄鞘や軸索の障害により発症する Guillain-
Barré 症候群の患者の一部で，正常聴力にもかか
わらず聞き取りの悪さを訴える場合があり，ヒト
においても一過性の脱髄により永続的な髄鞘障害
が生じている可能性が指摘されている．

4．耳毒性物質

アミノグリコシド系抗生剤の高用量投与によ
り，有毛細胞障害に起因する聴力閾値の上昇が生
じる．低用量のゲンタマイシンをマウスに投与す
る実験において，有毛細胞数は保たれる一方，内
有毛細胞シナプス数が減少し，投薬中止により一
部自然回復することが報告された[15]．他の実験に

おいても，ゲンタマイシンの低用量投与により，有毛細胞数の減少を伴わずに蝸牛神経軸索や内有毛細胞シナプスが減少することが報告されている．ヒトにおいて同様の現象が生じるのかは不明であり，今後の研究の発展が期待される．

Hidden hearing loss の病態生理

1．Cochlear synaptopathy

　内有毛細胞と蝸牛神経Ⅰ型ニューロンは，内有毛細胞の基底部においてリボンシナプスを形成する(図1)．1つの内有毛細胞に，自発放電率(spontaneous-discharge rate；SR)および反応特性の異なる約10〜20本の蝸牛神経終末が集まる．蝸牛神経Ⅰ型ニューロンは，① high-SR，② medium-SR，③ low-SR の3群に分類され[4][16]，自発放電率が高い high-SR 神経は，閾値が低くダイナミックレンジは狭く，聴力閾値の形成に関与する．自発放電率が低い medium-SR 神経や low-SR 神経は，興奮閾値が高いので聴力閾値の形成には関与しないが，ダイナミックレンジが広く聴力閾値上の聴覚機能に関与する．このように多様な自発放電率を有するニューロンが存在することで，広い音圧域に対応した蝸牛神経線維の応答が得られている[4]．

　Cochlear synaptopathy では，主に low-SR・medium-SR 神経と内有毛細胞間のシナプスが減少する(図2)．内有毛細胞基底部の蝸牛軸側にlow-SR 神経が接続し，柱細胞側に high-SR 神経が接続するので(図1)，主に蝸牛軸側のシナプスが減少する[9]．High-SR 神経が保たれるため，低レベルの音に対する反応は正常(閾値は正常)であるが，高レベルの入力音があった際に，low-SR・medium-SR 神経からの活動電位がないために神経活動の総和が減少する．この神経活動量の減少が，雑音下での聞き取りの悪化に関与すると考えられている．

2．髄鞘障害(Ⅰ型ニューロン heminode 障害)

　蝸牛神経は有髄性で内有毛細胞とシナプスを形成するⅠ型ニューロンと，無髄性で外有毛細胞と

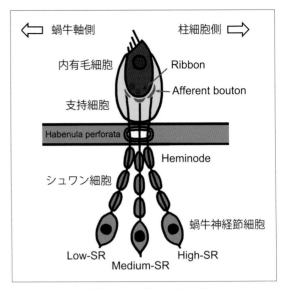

図1．内有毛細胞および蝸牛神経Ⅰ型ニューロンの模式図
蝸牛神経有髄線維は habenula perforata を通過してコルチ器内に入る．この際に髄鞘を失う．無髄線維は内有毛細胞体の基底部に向かい，ボタン状の神経終末(afferent bouton)となってシナプス形成する．蝸牛軸側では low-SR 神経，柱細胞側では high-SR 神経がリボンシナプスを形成する

シナプスを形成するⅡ型ニューロンに大別される．Ⅰ型ニューロンは蝸牛神経の約95%を占め，osseous spiral lumina を走行している間は髄鞘を有するが，habenula perforata を通過してコルチ器に入る際に無髄線維となる(図1)．脱髄による聴力障害を評価するために，遺伝学的手法で一過性にⅠ型ニューロンの髄鞘を消失させたマウスの解析が行われた[2]．髄鞘の除去により，シナプス数の変化を伴わずに，聴力閾値は変化しないがABR 第1波振幅が低下する HHL の病態が形成された．髄鞘が完全に再建された後においても，ABR 第1波の振幅低下および潜時延長が持続していた．組織学的解析から，活動電位の産生源であるⅠ型ニューロンの heminode に永続的な損傷が指摘されており，新しい HHL の病因として注目されている．

3．その他

　内有毛細胞障害が HHL の発症に関与していることも示唆されているが，先行研究と一致しない点もあり，今後の検討が必要である．

　なお，HHL 同様に内有毛細胞〜蝸牛神経の異

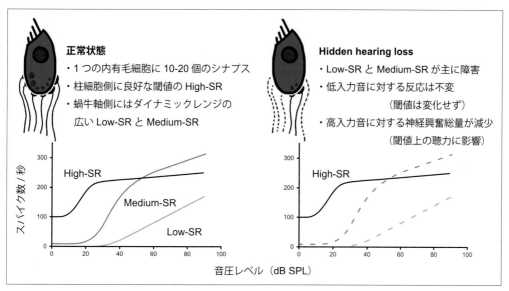

図 2. 蝸牛神経の自発放電率から考える hidden hearing loss の病態生理
（グラフはモルモットのデータで文献 16 より引用改変）

常により発症する疾患として，聴力閾値の上昇を伴う auditory neuropathy が存在する．主な病態は HHL でみられるシナプスや軸索の量的障害ではなく，質的障害である神経スパイク情報の同期障害と考えられている．HHL は聴力閾値変化をきたさない難聴と定義されるが，HHL の原因となる蝸牛病理変化は他の難聴に併存する可能性がある．通常の聴力検査での閾値に比較して騒音下の語音聴力が悪い場合などは，上記のような病理変化が生じている可能性も考慮すべきであろう．

Hidden hearing loss の診断

1．ABR・蝸電図検査

ABR は動物実験において HHL の診断にもっとも使用されている．シナプス障害が原因であれば，潜時延長を伴わずに第 1 波の振幅が低下し，髄鞘障害が原因であれば，第 1 波の振幅低下と潜時延長が生じる．ヒトにおいても，第 1 波の振幅やマスキングノイズ下の第 5 波の潜時が診断に有用である可能性が示唆されているが[17]，個人差が大きく ABR のみで HHL を診断することは困難と考えられている．

蝸電図は ABR に比べて電極留置がやや煩雑であるが，より蝸牛に近い情報が得られる．有毛細胞の活動を反映する summating potential（SP）と蝸牛神経の同期発火を反映する action potential（AP：ABR 第 1 波に相当）が測定でき，ヒトにおいて騒音曝露群で SP/AP 率の上昇が報告されている[12]．

2．聴性定常反応（auditory steady-state response；ASSR）

周波数特異性が高く，比較的正確に聴力を推定できる客観的検査である．マウスを用いた実験において，cochlear synaptopathy に起因する聴覚障害を検出可能と報告されている[18]．正常聴力のヒトにおける比較検討においても，騒音曝露群で対象群に比較しノイズ下における ASSR の反応低下が指摘されている．

3．アブミ骨筋反射

Cochlear synaptopathy で障害されやすい low-SR 神経が，過大音による内耳障害を防止するアブミ骨筋反射の形成に大きく貢献する．マウスにおいて，アブミ骨筋反射の閾値上昇および閾値上の反応強度低下がシナプス障害と相関すると報告されている[19]．正常聴力のヒトにおいても，耳鳴を有する群ではない群に比較しアブミ骨筋反射の反応が低下していたとの報告もある．

4．その他

ノイズ下の語音聴力検査や高周波領域の純音聴力検査なども，HHL の検出に有効である可能性

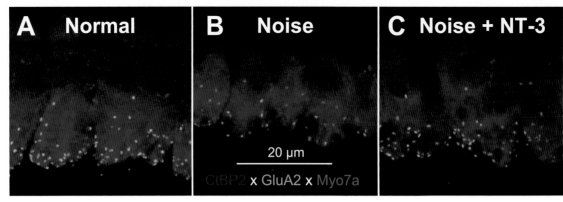

図 3. 神経栄養因子 NT-3 局所投与によるシナプス障害の治療効果
A：通常では内有毛細胞 1 つあたり約 15〜20 個のシナプスが存在する
B：TTS 条件の音響曝露によりシナプス数はおよそ半減する
C：NT-3 投与によりシナプス数が回復している
CtBP2：シナプスリボン，GluA2：シナプス後部，Myo7a：有毛細胞の各マーカー

が指摘されている．しかしながら，語音聴力は実験動物では評価不可であり，その他の検査もヒトでは組織学的な裏付けがとれないという限界がある．背景因子を統一できないために，動物実験の結果がヒトで再現できないことが多く，HHL の診断法確立のためには今後さらなる努力を要する．

Hidden hearing loss の治療

音響曝露や耳毒性薬剤の投与により，内有毛細胞シナプスや蝸牛神経無髄軸索は速やかに消失するが，蝸牛神経有髄線維が消失するには週単位，ラセン神経節細胞体が消失するには月〜年単位の時間を要するとされる．ラセン神経節細胞と内有毛細胞は近接しており，これらの猶予期間にシナプス・蝸牛神経を再生させる治療戦略が検討されている．

1．神経栄養因子

神経細胞に対して細胞外から働く分泌性蛋白質であり，神経変性の予防および回復効果やシナプス可塑性の制御機能などが報告されている．内耳においては neurotrophin 3(NT-3)と brain-derived neurotrophic factor(BDNF)が正常の発生・発達に重要とされる．マウスを用いた実験において，① 遺伝子改変技術を用いたコルチ器支持細胞での NT-3 過剰発現[20]，②NT-3 の正円窓局所投与[21]，③ アデノ随伴ウイルスを用いた内有毛細胞での NT-3 過剰発現[22]により，音響曝露後の

シナプス障害が軽減・回復することが報告された（図 3）．今後検討すべき点は多いが，ヒトに対する治療効果も期待される．

2．N-Methyl-D-aspartate(NMDA)型グルタミン酸受容体拮抗薬

音響曝露による有毛細胞・シナプス障害は，主にグルタミン酸の過剰放出による興奮毒性に起因するとされる．NMDA 型グルタミン酸受容体は蝸牛神経線維に発現しており，受容体拮抗薬によるシナプス障害・軸索障害の予防・治療効果が想定される．音響曝露後のラットの正円窓に NMDA 受容体拮抗薬(AM-101)を投与した実験において，シナプス数および ABR 第 1 波振幅の回復が報告されている[23]．急性耳鳴患者を対象とした AM-101 鼓室内投与のランダム化比較試験では改善効果を認めなかったが，メカニズムからは有効性が期待できる治療戦略であり，今後の研究の発展が期待される．

3．その他

動物実験において，遠心性神経(lateral olivocochlear bundle；LOC・medial olivocochiear bundle；MOC)の強化や，シナプス可塑性に関与するリン酸化酵素である Rho キナーゼの阻害による，シナプス・蝸牛神経軸索の損傷予防・再生の可能性が示唆されている．

4．生活指導・環境整備

HHL を疑う患者に対する対応法としては，会

話に集中しやすい環境の整備（聴講する座席の位置，静かな飲食店の選択など）が重要である．軽度の難聴を伴う場合は，指向性マイクや外付けマイク，雑音抑制機能などが付いた補聴器の使用が推奨される．WHO（World Health Organization）からの報告では，80 dB（小児は 75 dB）以上の音圧で1週間当たり 40 時間以上音を聞き続けると，難聴を生じる危険があるとされる．騒音環境で就労する必要のある患者にはイヤープラグなどを用いた騒音対策，イヤホンやヘッドホンを頻用する患者には音量（最大音量の 60％以下が推奨）や使用時間（1日1時間未満が推奨）の適正化，ノイズキャンセリング機能の活用など，音楽聴取習慣の改善も重要である．

おわりに

スマートフォンおよび動画・音楽配信サービスの普及により，イヤホンを用いる若者が増加している．WHO は世界で約 11 億人もの若者たちが音響性聴器障害のリスクを有すると警告しており，多くの人々の健康的な聴力を維持するためにも，HHL の病態解明と診断・予防・治療法の開発が強く求められる．

文 献

1) Kujawa SG, Liberman MC：Adding insult to injury：cochlear nerve degeneration after "temporary" noise-induced hearing loss. J Neurosci, **29**(45)：14077-14085, 2009.
   Summary 一過性閾値上昇（TTS）後に生じる cochlear synaptopathy の発見.
2) Wan G, Corfas G：Transient auditory nerve demyelination as a new mechanism for hidden hearing loss. Nat Commun, **8**：14487, 2017.
   Summary Hidden hearing loss の新しい病態生理として一過性の蝸牛神経髄鞘障害を提唱.
3) Schaette R, McAlpine D：Tinnitus with a normal audiogram：physiological evidence for hidden hearing loss and computational model. J Neurosci, **31**(38)：13452-13457, 2011.
4) 川瀬哲明：Hidden hearing loss. JOHNS, **36**(1)：67-69, 2020.
5) Liberman MC：Noise-induced and age-related hearing loss：new perspectives and potential therapies. F1000Res, **6**：927, 2017.
6) Fernandez KA, Jeffers PW, Lall K, et al：Aging after noise exposure：acceleration of cochlear synaptopathy in "recovered" ears. J Neurosci, **35**(19)：7509-7520, 2015.
7) Hickox AE, Liberman MC：Is noise-induced cochlear neuropathy key to the generation of hyperacusis or tinnitus? J Neurophysiol, **111**(3)：552-564, 2014.
8) Kohrman DC, Wan G, Cassinotti L, et al：Hidden Hearing Loss：A Disorder with Multiple Etiologies and Mechanisms. Cold Spring Harb Perspect Med, **10**(1)：a035493, 2020.
9) Liberman LD, Suzuki J, Liberman MC：Dynamics of cochlear synaptopathy after acoustic overexposure. J Assoc Res Otolaryngol, **16**(2)：205-219, 2015.
10) Niwa K, Mizutari K, Matsui T, et al：Pathophysiology of the inner ear after blast injury caused by laser-induced shock wave. Sci Rep, **6**：31754, 2016.
11) Valero MD, Burton JA, Hauser SN, et al：Noise-induced cochlear synaptopathy in rhesus monkeys（Macaca mulatta）. Hear Res, **353**：213-223, 2017.
12) Liberman MC, Epstein MJ, Cleveland SS, et al：Toward a Differential Diagnosis of Hidden Hearing Loss in Humans. PLoS One, **11**(9)：e0162726, 2016.
13) Sergeyenko Y, Lall K, Liberman MC, et al：Age-related cochlear synaptopathy：an early-onset contributor to auditory functional decline. J Neurosci, **33**(34)：13686-13694, 2013.
14) Viana LM, O'Malley JT, Burgess BJ, et al：Cochlear neuropathy in human presbycusis：Confocal analysis of hidden hearing loss in post-mortem tissue. Hear Res, **327**：78-88, 2015.
15) Liu K, Chen D, Guo W, et al：Spontaneous and Partial Repair of Ribbon Synapse in Cochlear Inner Hair Cells After Ototoxic Withdrawal. Mol Neurobiol, **52**(3)：1680-1689, 2015.
16) Muller M, Robertson D, Yates GK：Rate-versus-level functions of primary auditory nerve fibres：evidence for square law behaviour of all fibre categories in the guinea pig. Hear

Res, **55**(1)：50–56, 1991.

17) Mehraei G, Hickox AE, Bharadwaj HM, et al：Auditory Brainstem Response Latency in Noise as a Marker of Cochlear Synaptopathy. J Neurosci, **36**(13)：3755–3764, 2016.

18) Shaheen LA, Valero MD, Liberman MC：Towards a Diagnosis of Cochlear Neuropathy with Envelope Following Responses. J Assoc Res Otolaryngol, **16**(6)：727–745, 2015.

19) Valero MD, Hancock KE, Maison SF, et al：Effects of cochlear synaptopathy on middle-ear muscle reflexes in unanesthetized mice. Hear Res, **363**：109–118, 2018.

20) Wan G, Gomez-Casati ME, Gigliello AR, et al：Neurotrophin-3 regulates ribbon synapse density in the cochlea and induces synapse regeneration after acoustic trauma. Elife, **3**, 2014.

21) Suzuki J, Corfas G, Liberman MC：Round-window delivery of neurotrophin 3 regenerates cochlear synapses after acoustic overexposure. Sci Rep, **6**：24907, 2016.

Summary 温度感受性ジェルを用いた NT-3 の正円窓投与により，マウスの cochlaer synaptopathy が改善.

22) Hashimoto K, Hickman TT, Suzuki J, et al：Protection from noise-induced cochlear synaptopathy by virally mediated overexpression of NT3. Sci Rep, **9**(1)：15362, 2019.

23) Bing D, Lee SC, Campanelli D, et al：Cochlear NMDA receptors as a therapeutic target of noise-induced tinnitus. Cell Physiol Biochem, **35**(5)：1905–1923, 2015.

MB ENT, 258：63-68, 2021

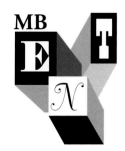

◆特集・耳鳴・難聴への効果的アプローチ

感音難聴治療の近未来

藤岡正人[*1]　　山野邉義晴[*2]　　細谷　誠[*3]

Abstract　医学の進歩により，感音難聴の治療が大きな変化を迎えようとしている．次世代シークエンサーの登場により急加速した臨床遺伝学の進歩により，原因不明の感音難聴の中から遺伝学的背景のある疾患を効率よく同定できるようになり，単一遺伝子に原因を帰する疾患に対して，遺伝子治療が脚光を浴びている．また，難聴患者由来 iPS 細胞を用いた創薬により導出された新薬（新効能医薬品）や，障害局所において残存した幹細胞から必要な細胞を得る分化誘導療法（ダイレクト・リプログラム），あるいは幹細胞の活性化（progenitor cell activation）など，幹細胞医学や再生医療のアプローチによる新規治療法の開発が活発である．本稿では，慢性に進行ないし固定した感音難聴に対する新しい治療法に関する，2020 年現在での国内外の研究の現状と可能性についてを解説する．これらの新規治療法はいずれも原因と病態に即した作用機序を有しているため，一般臨床においても，遺伝学的診断を含めた，的確な感音難聴の鑑別診断がこの先求められていくことになるであろう．

Key words　感音難聴（sensorineural hearing loss），遺伝性難聴（genetic hearing loss），遺伝子治療（gene therapy），iPS 細胞創薬（iPSC-based drug development），再生医療（regenerative medicine）

はじめに

　超高齢社会を迎えた本邦において難聴は 65 歳以上の 3 割が罹患する国民病である[1]．その数は中等度難聴以上で本邦 600 万人，軽度難聴を含めると世界で 30 億人とされ，さらに増加傾向にある[2]．難聴は QOL を損ねるのみならず認知症発症の危険因子でもあり[3)4)]，世界で難聴により失うコストは毎年 75 兆円に及ぶ．これほど重要な疾患であるにもかかわらず，感音難聴に関しては原因治療の選択肢が乏しい．感音難聴の首座である内耳は，解剖学的・組織学的理由から生検が困難で病態研究がなかなか進展せず，細胞レベルでの治療標的の同定が難しい．分子標的薬を含め，原因を狙い撃ちにする治療が全盛期を迎えている今日に

おいて，細胞レベル・組織レベルでの病態機序が明確でないことは治療法を産み出す企業体にとっては大きな開発リスクであり，事実，難聴に対する新薬は長年誕生していない．

　遺伝性疾患の場合は，遺伝学的検査により変異を同定することで少なくとも遺伝子レベルでの原因は突き止められるため，近年遺伝子治療が一層脚光を浴びている．特に昨今，治療遺伝子を運ぶベクターの開発が臨床レベルまで達したことにより，神経筋疾患などの重篤な疾患で，実際に上市まで至る遺伝子治療薬が出てきた[5]．

　"見えない臓器"に対する研究として，iPS 細胞を用いた"疾患特異的 iPS 細胞研究"も行われ，たとえば中枢神経系の神経変性疾患においてこのアプローチが積極的に採用されてきた[6]．生検が

*1 Fujioka Masato，〒 160-8582 東京都新宿区信濃町 35　慶應義塾大学医学部耳鼻咽喉科学教室，専任講師
*2 Yamanobe Yoshiharu，慶應義塾大学医学部耳鼻咽喉科学教室
*3 Hosoya Makoto，同

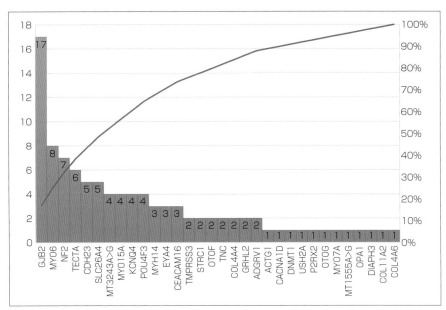

図 1.

当院の難聴遺伝外来における変異検出...

本邦は世界的にも希有な，保険診療で難聴遺伝子検査を行うことが可能な国である．次世代シークエンサを用いた難聴遺伝子検査の恩恵で，これまで原因不明とされていた感音難聴患者の中から，原因と考えられる遺伝子変異が同定されることが増えてきた．この内訳は，他領域の希少疾患同様，比較的頻度の高い疾患が実数ベースでは多数を占める一方で，希少な疾患はバリエーションに富む，いわゆる long tail 型の分布を示す．検出された遺伝情報の正確な評価とその説明も含めて，これらの幅広い疾患スペクトラムに対応できる専門性が要求される（数字は2020年10月現在の累積症例数）

困難な細胞種を，患者組織，たとえば血液などから iPS 細胞技術で作製することによって，実験室で直に疾患細胞を観察しながら取扱うことが可能になる．これによりヒト疾患細胞の病的特徴を探し，治療薬候補を直接添加して作用をみる，iPS 細胞創薬研究の手法が可能になる．

細胞生物学的な病態が明らかでない，いわゆる原因不明の疾患に対して，（原因が何であれ）不足した細胞を補う，というアプローチも用いられるようになっている．体外で必要な細胞を作製して局所へ移植する細胞治療(cell therapy)や，残存する幹細胞(dormant stem cell)からの必要な細胞の体内局所での直接の分化誘導(direct reprogramming)，あるいは多能性を有する幹細胞を誘導ないし活性化させるアプローチ(progenitor cell activation)がこのカテゴリーに相当し，いずれも近年急速に進歩した幹細胞医学を臨床応用するものである．

難聴の遺伝学的検査

感音難聴の原因の1つとして，聴力の獲得や維持に必須な遺伝子の異常を伴う，遺伝性難聴がある．本疾患群は，歴史的には先天性難聴の鑑別診断として発展し，現在，新生児1,000人に1～2人発症するとされる先天性難聴の半数以上は，その

原因として遺伝子が関与するとされる[7]．一方昨今では，若年発症型両側性感音難聴に代表されるよう，年齢が進行してから感音難聴で受診した症例の中にも遺伝子の関与が示唆される難聴が多く見出されるようになってきた．これらの中には，新生児スクリーニングで生下時には難聴を認めなかったが徐々に進行して自覚されるようになったものや，難聴としての訴えはあまりないものの，耳鳴を主訴に来院して軽度難聴が見出され，遺伝学的診断により確定するものなどもある．ただし，先天性難聴と比べ，成人の両側特発性難聴において原因となる遺伝子変異が見出される割合は少ない．たとえば，2013年6月～2020年10月までに当院を受診し，遺伝性難聴を疑って遺伝学的検査を行った症例における，難聴の原因と考えられ得るバリアントの検出率は35.8%であった．遺伝性難聴の原因遺伝子は数百種類あるとされ，一口に遺伝性難聴と言っても，その本質は多様なスペクトラムを含む疾患群である（図1）．ごく一部の典型的な聴力検査像を呈する疾患を除けば，その臨床像から原因を推定することは困難であり，また，検出された変異の病原性評価とその正確な説明が要求されることから，実臨床に際しては，遺伝学的検査と遺伝カウンセリング体制が必須となる．

難聴の遺伝子治療

難聴に対する遺伝子治療の研究は2000年前後に一度さかんになり，薬剤性難聴モデル動物における内耳局所へのアデノウイルスを用いた遺伝子導入の報告[8]を皮切りに，臨床開発研究も行われてきた[9]．その後，遺伝子治療においては，高い遺伝子導入効果を持ち，かつベクターとしては病原性が低いアデノ随伴ウイルス（AAV）が選択されることが多くなった．さらに感音難聴に対しては，2015年に米国Harvard大学のVandenberghe博士らの研究グループが，in silico研究によって，ウイルスの骨格を人為的に制御した改変型AAVとしてAnc80L65を作製し[10]，本ウイルスベクターが特に蝸牛有毛細胞への遺伝子導入に有効であることを示してから[11]，遺伝子治療の機運が再び高まっており，米国のベンチャー企業を中心とした世界の複数の製薬企業によって，内耳遺伝子治療の開発競争が繰り広げられている．Auditory neuropathy（OTOF）[12]，Usher症候群（USH1C）[13]の他，GJB2[14]，GJB6[15]などの遺伝子変異による難聴が治療標的として研究開発されているが，① 標的細胞への安全な投与ルート，② 治療効果が認められる期間（therapeutic period），③ レギュラトリーサイエンスの観点からの要請，④ 罹患数および治療費と開発費のバランス，など解決すべき課題も多い．一方，遺伝性難聴を標的とした治療は，治療対象疾患の診断という意味では比較的明快であり，作用機序も病態と直結しているため，これらの条件をクリアすれば，難聴の完全治癒も含めた大きな臨床的治療効果が期待される治療でもある．

iPS細胞創薬による難聴治療薬の創出

京都大学の山中らが報告したiPS細胞（人工多能性幹細胞）の技術は，初期化遺伝子の強制発現により，体細胞を極めて未分化な状態に強制的に変化させる手法である[16]．このiPS細胞が有する多能性と増殖能に注目した医用応用として，① 細胞移植と② 疾患特異的iPS細胞研究とが国内外で広く試みられている．

内耳は疾患細胞を直接生検したり可視化することが困難だが，この技術を用いて，患者検体（たとえば難聴患者の末梢血）から疾患細胞をin vitroで作製し，細胞レベルでの病態を観察する研究手法が確立しつつある[17][18]．この疾患特異的iPS細胞研究のアプローチで，筆者らの研究チームは，SLC26A4遺伝子変異が確定したPendred症候群症例において研究を進め，患者由来内耳細胞は細胞内凝集体を多く認める変性疾患様の病態を示すことと，免疫抑制薬などに用いられているmTOR阻害薬シロリムス（ラパマイシン）に本疾患のストレス依存的な細胞死を抑制する効果とを見出し[18]，低用量シロリムス療法の医師主導治験を施行した[19]．本稿を記している2020年12月現在，結果解析中であり，結果が待ち望まれる．

iPS細胞創薬のアプローチでは，必要な細胞を高純度に大量作製する技術があれば，既存薬や低分子化合物ライブラリを用いて探索することによって，創薬としては比較的短い期間で，開発費を抑えながら新薬を探索することが可能であり，汎用性，有用性ともに高い．我々も本技術を用いて他の遺伝性難聴に対して同様のiPS細胞創薬研究を展開しており，今後，多数の内耳疾患において，同様の試みと新たな治療とが出現することが期待される．

慢性感音難聴に対する再生医療

本邦では再生医療というと細胞移植が念頭におかれがちだが，広義の再生医療においては，組織構築の再生や，患部局所における必要な細胞の分化誘導による補充も含まれる．蝸牛は側頭骨に埋もれ内部がリンパ液で満たされる繊細な臓器であり，異なるイオン組成のリンパ液による恒常性が保たれるべく，これらの構造はタイト結合によって各コンパートメントに分離されている．したがって，細胞移植による治療に際しては，聴覚機能に直結する微細構造を保ちながら，タイト結合

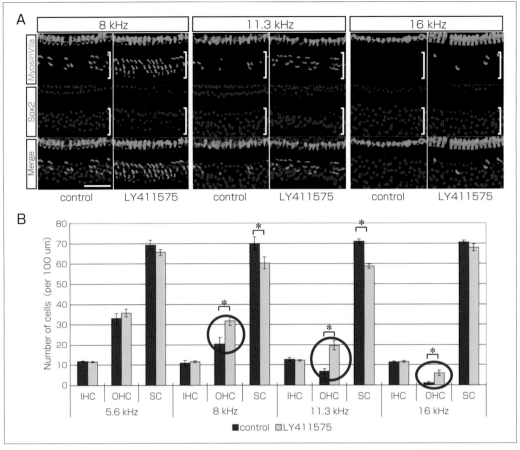

図2. 低分子化合物を用いたダイレクトリプログラミングによる内耳有毛細胞再生
A：マウス音響外傷モデルにおいて薬剤を局所投与した後3ヶ月のコルチ器の解析. 溶媒のみを投与
　した対照群(control：各周波数領域での左図)と比較して, 薬剤投与群(LY411575：右図)において
　緑にラベルされた MyosinⅦa 陽性有毛細胞数が多いことがわかる. スケールバー：50 μm
B：定量データ. 外有毛細胞数の有意な増加を認める(赤丸)
各群とも n＝5, ＊：p＜0.05
(文献 21 より転載, 一部改変)

を超えて細胞を傷害局所に安定して届ける必要が
あり, 開発研究上の大きなハードルが存在する.
　筆者らは音響外傷モデルマウスにおいて, 傷害
作製後の残存する蝸牛支持細胞において一過性に
幹細胞シグナルが上昇することに注目し[20], 失わ
れた有毛細胞に隣接する支持細胞を低分子化合物
によって分化転化させることで難聴を治療するこ
とを試み, マウス[21], サル[22]での研究で聴力の改
善を見出している(図2). この結果に加え, 特に
サルにおいては音響非負荷時にも幹細胞シグナル
が恒常的に活性化していることを踏まえて[23], オ
ランダのベンチャー企業 Audion Therapeutcs に
おいて, 幅広い慢性感音難聴患者を対象に, 国際

Ⅰ/Ⅱa 相試験が行われた[24]. Phase Ⅰで良好な結
果を得た後に行われた Phase Ⅱパートについて,
現在解析中であり結果が待ち望まれる. 他にも米
国のベンチャー企業 Frequency Therapeutics 社
では, 蝸牛感覚上皮局所において幹細胞性を誘導
する薬剤を投与する治療法[25]として, 現在 Phase
Ⅱ試験を含めた複数の試験が進行中である. いず
れも少ない回数の鼓室内投与により長期間の効果
が見込まれており, 慢性感音難聴に対する薬物治
療が近未来に実現する可能性が十分にある.

おわりに

　医師の仕事は, 診断すること, 治療すること,

予後を伝えること，と言われるが，現実的に有効な治療がないときには，これらに加えて患者の受容を促すことも必要になる．慢性感音難聴はこれまで根治的な治療法が存在しない領域であり，まさにこのカテゴリに属する疾患であったが，科学の進歩によりこの状況が変容しつつある．一方で，創薬そのものの高度化と，各先進国における規制当局の方針とから，多くの新薬は，効果のある（と考えられる）症例にのみ投与される方向へとシフトしており，個別化医療の波は，今後ますます進むであろう．遺伝学的素因による難聴の"再分類"を皮切りに，内耳性難聴が複数のスペクトラムを内包する疾患群と再認識されつつある[26]．科学的理解に基づいた感音難聴に対する治療法の"使い分けの時代"の到来に備えて，我々耳鼻咽喉科医には，遺伝学的診断を含めた，より正確でかつ仔細な感音難聴の鑑別診断が要請されつつあることを強調して，本稿を終えたい．

文　献

1) 厚生労働省：平成23年度全国在宅障害児者等実態調査. 2011.
2) World Health Organization：WHO global estimates on prevalence of hearing loss. 2012.
3) Webster L, Groskreutz D, Grinbergs-Saull A, et al：Core outcome measures for interventions to prevent or slow the progress of dementia for people living with mild to moderate dementia：Systematic review and consensus recommendations. PLoS One, **12**(6)：e0179521, 2017.
4) 厚生労働省：認知症施策推進総合戦略（新オレンジプラン）, 2018.
5) Dabbous O, Maru B, Jansen JP, et al：Survival, Motor Function, and Motor Milestones：Comparison of AVXS-101 Relative to Nusinersen for the Treatment of Infants with Spinal Muscular Atrophy Type 1. Adv Ther, **36**(5)：1164-1176, 2019.
6) Okano H, Yamanaka S：iPS cell technologies：significance and applications to CNS regeneration and disease. Mol Brain. 2014 Mar 31；7：22. doi：10.1186/1756-6606-7-22.
7) Morton CC, Nance WE：Newborn hearing screening：a silent revolution. N Eng J Med, **354**：2151-2164, 2006.
8) Izumikawa M, Minoda R, Kawamoto K, et al：Auditory hair cell replacement and hearing improvement by Atoh1 gene therapy in deaf mammals. Nat Med, **11**(3)：271-276, 2005.
9) Safety, Tolerability and Efficacy for CGF166 in Patients With Unilateral or Bilateral Severe-to-profound Hearing Loss：ClinicalTrials. gov Identifier：NCT02132130.
10) Zinn E, Pacouret S, Khaychuk V, et al：In Silico Reconstruction of the Viral Evolutionary Lineage Yields a Potent Gene Therapy Vector. Cell Rep, **12**(6)：1056-1068, 2015.
　　Summary　アデノ随伴ウイルス本体の遺伝子構成を *in silico* で解析し，遺伝子治療に適したAAV を導出した仕事．本成果により内耳へのAAV を用いた遺伝子治療の道が大きく拓けたとも言える．
11) Suzuki J, Hashimoto K, Xiao R, et al：Cochlear gene therapy with ancestral AAV in adult mice：complete transduction of inner hair cells without cochlear dysfunction. Sci Rep, **7**：45524, 2017.
12) Al-Moyed H, Cepeda AP, Jung S, et al：A dual-AAV approach restores fast exocytosis and partially rescues auditory function in deaf otoferlin knock-out mice. EMBO Mol Med, **11**(1)：e9396, 2019.
13) Pan B, Askew C, Galvin A, et al：Gene therapy restores auditory and vestibular function in a mouse model of Usher syndrome type 1c. Nat Biotechnol, **35**：264-272, 2017.
14) Iizuka T, Kamiya K, Gotoh S, et al：Perinatal Gjb 2 gene transfer rescues hearing in a mouse model of hereditary deafness. Hum Mol Genet, **24**：3651-3661, 2015.
15) Miwa T, Minoda R, Ise M, et al：Mouse otocyst transuterine gene transfer restores hearing in mice with connexin 30 deletionassociated hearing loss. Mol Ther, **21**：1142-1150, 2013.
16) Takahashi K, Tanabe K, Ohnuki M, et al：Induction of pluripotent stem cells from adult human fibroblasts by defined factors. Cell, **131**(5)：861-872, 2007.
17) Oshima K, Shin K, Diensthuber M, et al：Mech-

anosensitive hair cell-like cells from embryonic and induced pluripotent stem cells. Cell, **141**(4)：704-716, 2010.

18）Hosoya M, Fujioka M, Sone T, et al：Cochlear Cell Modeling Using Disease-Specific iPSCs Unveils a Degenerative Phenotype and Suggests Treatments for Congenital Progressive Hearing Loss. Cell Rep, **18**(1)：68-81, 2017.
Summary 症候性遺伝性難聴として最多の Pendred 症候群に対する疾患特異的 iPS 細胞研究の論文. 内耳変性疾患という概念の提唱と, 治療薬候補の同定を行った.

19）Fujioka M, Akiyama T, Hosoya M, et al：A phase Ⅰ/Ⅱa double blind single institute trial of low dose sirolimus for Pendred syndrome/DFNB4. Medicine, **99**(19)：e19763, 2020.

20）Kanzaki S, et al：unpublished data.

21）Mizutari K, Fujioka M, Hosoya M, et al：Notch inhibition induces cochlear hair cell regeneration and recovery of hearing after acoustic trauma. Neuron, **77**(1)：58-69, 2013.
Summary 低分子化合物を用いた局所での細胞分化誘導制御（ダイレクトリプログラミング）による有毛細胞再生の報告. 内耳再生医療に関するいわゆるポジション論文となった.

22）Fujioka M, Kurihara S, et al：unpublished data.

23）Hosoya M, et al：in preparation.

24）A phase Ⅰ/Ⅱ multiple ascending dose open-label safety and efficacy study of the Notch Inhibitor LY3056480 in patients with mild to moderate sensorineural hearing loss. EudraCT Number：2016-004544-10.

25）FX-322 in Sensorineural Hearing Loss：ClinicalTrials. gov Identifier：NCT03616223

26）西尾信哉, 宇佐美真一：疾患と病態生理 遺伝性難聴. JOHNS, **31**(7)：941-945, 2015.

Monthly Book
ENTONI
エントーニ
No.236

大好評

MB ENTONI No.236 2019年9月 増大号
174頁 定価 5,280円（本体 4,800円＋税）

早わかり！
耳鼻咽喉科診療ガイドライン，手引き・マニュアル—私の活用法—

編集企画　順天堂大学名誉教授　**市川銀一郎**

すでに精読した先生方は内容を再確認するため、またこれから読もうとする先生方にはまずその概略を知っていただくために、各分野に造詣の深い先生方に解説いただき、私の利用法も掲載！！

☆ CONTENTS ☆

＜小児滲出性中耳炎診療ガイドライン 2015＞ 1．概略／2．私の利用法
＜小児急性中耳炎診療ガイドライン 2018＞ 1．概略／2．私の利用法
＜ANCA 関連血管炎性中耳炎（OMAAV）診療の手引き 2016＞ 概略と私の利用法
＜急性感音難聴診療の手引き 2018＞ 概略と私の利用法
＜遺伝性難聴診療の手引き 2016＞ 概略と私の利用法
＜人工中耳 VSB の使用マニュアル 2015＞ 概略と私の利用法
＜急性鼻副鼻腔炎診療ガイドライン 2010 追補版＞ 1．概略／2．私の利用法
＜急性鼻副鼻腔炎に対するネブライザー療法の手引き 2016＞ 1．概略／2．私の利用法
＜嗅覚障害診療ガイドライン 2017＞ 概略と私の利用法
＜アレルギー性鼻炎に対する舌下免疫療法の指針 2014＞＜アレルギー性鼻炎に対する免疫療法の指針 2011＞ 1．概略／2．私の利用法
＜音声障害診療ガイドライン 2018＞ 概略と私の利用法
＜甲状軟骨形成術 2 型におけるチタンブリッジの使用マニュアル 2017＞ 概略と私の利用法
＜嚥下障害診療ガイドライン 2018＞ 1．概略／2．私の診療
＜頭頸部癌診療ガイドライン 2018＞ 1．概略／2．私のお勧め利用法
＜耳鼻咽喉科内視鏡の感染制御に関する手引き 2016＞ 1．概略／2．私の利用法
＜耳鼻咽喉科健康診断マニュアル 2016＞ 概略と私の利用法

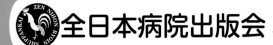
全日本病院出版会　〒113-0033 東京都文京区本郷 3-16-4　Tel：03-5689-5989
www.zenniti.com　　　　　　　　　　　　　　　　　Fax：03-5689-8030

FAX による注文・住所変更届け

改定：2015 年 1 月

毎度ご購読いただきましてありがとうございます.

読者の皆様方に小社の本をより確実にお届けさせていただくために，FAX でのご注文・住所変更届けを受けつけております. この機会に是非ご利用ください.

◇ご利用方法

FAX 専用注文書・住所変更届は，そのまま切り離して FAX 用紙としてご利用ください. また，注文の場合手続き終了後，ご購入商品と郵便振替用紙を同封してお送りいたします. **代金が 5,000 円をこえる場合，代金引換便とさせて頂きます.** その他，申し込み・変更届けの方法は電話，郵便はがきも同様です.

◇代金引換について

本の代金が 5,000 円をこえる場合，代金引換とさせて頂きます. 配達員が商品をお届けした際に，現金またはクレジットカード・デビットカードにて代金を配達員にお支払い下さい(本の代金＋消費税＋送料). (※年間定期購読と同時に 5,000 円をこえるご注文を頂いた場合は代金引換とはなりません. 郵便振替用紙を同封して発送いたします. 代金後払いという形になります. 送料は定期購読を含むご注文の場合は頂きません)

◇年間定期購読のお申し込みについて

年間定期購読は，1 年分を前金で頂いておりますため，代金引換とはなりません. 郵便振替用紙を本と同封または別送いたします. 送料無料，また何月号からでもお申込み頂けます.

毎年末，次年度定期購読のご案内をお送りいたしますので，定期購読更新のお手間が非常に少なく済みます.

◇住所変更届けについて

年間購読をお申し込みされております方は，その期間中お届け先が変更します際，必ずご連絡下さいますようよろしくお願い致します.

◇取消，変更について

取消，変更につきましては，お早めに FAX，お電話でお知らせ下さい.

返品は，原則として受けつけておりませんが，返品の場合の郵送料はお客様負担とさせていただきます. その際は必ず小社へご連絡ください.

◇ご送本について

ご送本につきましては，ご注文がありましてから約 1 週間前後とみていただきたいと思います. お急ぎの方は，ご注文の際にその旨をご記入ください. 至急送らせていただきます. 2〜3 日でお手元に届くように手配いたします.

◇個人情報の利用目的

お客様から収集させていただいた個人情報，ご注文情報は本サービスを提供する目的(本の発送，ご注文内容の確認，問い合わせに対しての回答等)以外には利用することはございません.

その他，ご不明な点は小社までご連絡ください.

株式会社 全日本病院出版会

〒 113-0033 東京都文京区本郷 3-16-4-7 F
電話 03(5689)5989　FAX03(5689)8030　郵便振替口座 00160-9-58753

年　　月　　日

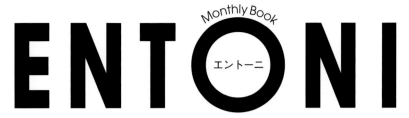

FAX 専用注文書

「Monthly Book ENTONI」誌のご注文の際は，この FAX 専用注文書
もご利用頂けます．また電話でのお申し込みも受け付けております．
毎月確実に入手したい方には年間購読申し込みをお勧めいたします．また
各号 1 冊からの注文もできますので，お気軽にお問い合わせください．

バックナンバー合計
5,000 円以上のご注文
は代金引換発送

―お問い合わせ先―
㈱全日本病院出版会　営業部
電話 03（5689）5989　　FAX 03（5689）8030

□年間定期購読申し込み　No.　　から

□バックナンバー申し込み

No.	-	冊	No.	-	冊	No.	-	冊	No.	-	冊
No.	-	冊	No.	-	冊	No.	-	冊	No.	-	冊
No.	-	冊	No.	-	冊	No.	-	冊	No.	-	冊
No.	-	冊	No.	-	冊	No.	-	冊	No.	-	冊

□他誌ご注文

	冊		冊

お名前	フリガナ ㊞	診療科

| ご送付先 | 〒　　-　　

□自宅　　□お勤め先 | |

電話番号	□自宅 □お勤め先

FAX 03-5689-8030 全日本病院出版会行

全日本病院出版会行
FAX 03-5689-8030

年　　月　　日

住所変更届け

お名前	フリガナ
お客様番号	毎回お送りしています封筒のお名前の右上に印字されております8ケタの番号をご記入下さい。
新お届け先	〒　　　　都道府県
新電話番号	（　　　　）
変更日付	年　月　日より　／　月号より
旧お届け先	〒

※ 年間購読を注文されております雑誌・書籍名に✓を付けて下さい。

- □ Monthly Book Orthopaedics（月刊誌）
- □ Monthly Book Derma.（月刊誌）
- □ 整形外科最小侵襲手術ジャーナル（季刊誌）
- □ Monthly Book Medical Rehabilitation（月刊誌）
- □ Monthly Book ENTONI（月刊誌）
- □ PEPARS（月刊誌）
- □ Monthly Book OCULISTA（月刊誌）

FAX 03-5689-8030
全日本病院出版会行